执业药师蓝皮书
BLUE BOOK OF LICENSED PHARMACIST

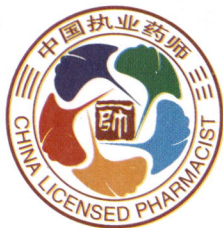

中国执业药师发展报告(2017)

中国药科大学国家执业药师发展研究中心◎编

05

中国健康传媒集团

中国医药科技出版社

图书在版编目（CIP）数据

中国执业药师发展报告.2017.执业药师蓝皮书 / 中国药科大学国家执业
药师发展研究中心编 . — 北京：中国医药科技出版社，2018.11

ISBN 978-7-5067-7967-8

Ⅰ．①中… Ⅱ．①中… Ⅲ．①药剂人员—研究报告—中国— 2017
Ⅳ．① R192.8

中国版本图书馆 CIP 数据核字（2018）第 267552 号

美术编辑　陈君杞

版式设计　也　在

出版　**中国健康传媒集团** | 中国医药科技出版社

地址　北京市海淀区文慧园北路甲 22 号

邮编　100082

电话　发行：010—62227427　邮购：010—62236938

网址　www.cmstp.com

规格　710 × 1000mm $\frac{1}{16}$

印张　13

字数　179 千字

版次　2018 年 11 月第 1 版

印次　2018 年 11 月第 1 次印刷

印刷　三河市万龙印装有限公司

经销　全国各地新华书店

书号　ISBN 978-7-5067-7967-8

定价　88.00 元

编委会

前　言

我国自 1994 年建立执业药师资格制度，1999 年修订实施。二十多年以来，执业药师政策不断完善，初步形成了比较完整的执业药师管理体系、组织体系和工作体系。执业药师队伍不断壮大，执业药师执业能力不断提升，执业药师一直在保障公众安全用药，维护人民身体健康方面发挥越来越重要的作用。然而我国公众的不合理用药、药品不良事件依然易发多发，人民群众日益增长的安全用药需求与执业药师作用发挥欠缺之间的矛盾依然存在。

2017 年国家印发了《"十三五"国家药品安全规划》，对保障公众用药安全、发挥执业药师作用确定了新目标和新任务，相关政策的执行也为加快执业药师制度发展提供了重大机遇。

本书为《中国执业药师发展报告》2017 年版，是继 2013 版首版发布以来的第 5 版。本书汇聚了我国在贯彻落实《"十三五"国家药品安全规划》、推进执业药师制度建设过程中所产生的新成果，展示了人工智能背景下我国执业药师职业发展状况等多个角度的研究成果，分享了上海市等地方执业药师管理的实践经验。此外，对 2016 年版"慢病管理"的相关内容进一步阐述，从社会药房慢病照护模式试点研究等多个方位介绍慢病用药管理现状，以期为日后执业药师制度建设提供有力借鉴，为执业药师成长提供帮助。本书在编写期间，得到了国家食品药品监督管理总局执业药师资格认证中心、中国药科大学、北京大学、暨南大学、四川大学、复旦大学、南京中医药大学、澳门大学、上海市食品药品监督管理局、陕西省食品药品监督管理局、泰州市食品药品监督管理局等单位的大力支持，值此书出版之际特向他们表示由衷的感谢！

2018 年 9 月

目 录

总报告

2017 年中国执业药师发展报告 / 002

研究及专家观点篇

扎实推进"执业药师能力与学历提升工程"的思考 / 018

人工智能背景下我国执业药师职业发展研究 / 024

将补充药物纳入药师服务范围：澳大利亚的经验与启示 / 033

美国社会药房"互联网+"发展概况及其启示 / 040

处方外流平台发展现状及其管理问题探讨 / 047

建立社会药房糖尿病照护模式试点及思考 / 055

社会药房慢病患者用药依从性管理 / 066

成都市部分社会药房慢病管理服务现状研究 / 075

借力"互联网+"做好慢病管理 / 084

上海市部分零售药店开展药学服务的若干特色 / 087

基于意愿支付法的国外社区药房药学监护价值评估及其启示 / 095

2017 年泰州市执业药师管理 / 103

努力追赶超越　提升管理水平
——陕西省 2017 年执业药师注册管理工作情况 / 108

多措并举　着力加强执业药师综合管理
——上海市食药监局执业药师管理经验分享 / 111

药学服务体验篇

拉近药师与患者距离的倾听技能 / 118

附录

2017 年执业药师管理相关文件   / 124

全国人民代表大会常务委员会执法检查组关于检查
《中华人民共和国药品管理法》实施情况的报告   / 124

国务院关于印发"十三五"国家食品安全规划和"十三五"
国家药品安全规划的通知   / 135

国务院办公厅关于进一步改革完善药品生产流通使用政策的
若干意见   / 168

人力资源和社会保障部关于公布国家职业资格目录的通知   / 175

关于 2017 年调整国家执业药师资格考试大纲部分内容的通告   / 177

总局办公厅关于开展城乡接合部和农村地区药店诊所药品质量
安全集中整治的通知   / 181

总局关于药品经营企业中执业药师"挂证"行为检查情况的通告   / 184

中国药师协会关于印发《药师药学服务胜任力评价标准（试行）》
的通告   / 185

天津市市场和质量监督管理委员会关于印发 2017 年药品零售
企业量化分级管理及放心药店工程建设实施方案的通知   / 189

关于加强药品经营企业执业药师监督管理的通知   / 192

关于印发江苏省开办药品零售企业（单体药店）验收实施标准
的通知   / 193

关于整治执业药师虚挂兼职违规行为的通告   / 199

关于集中整治执业药师虚挂兼职违规行为的通知   / 201

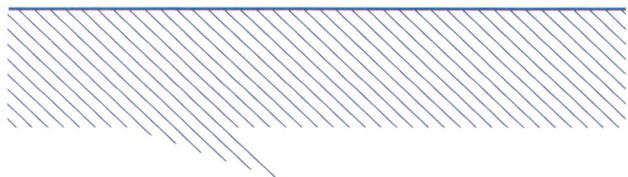

PART 1

总报告

2017 年中国执业药师发展报告 ▶▶

　　2017 年是全面深化改革向纵深推进的关键一年，党的十九大指出："实施健康中国战略。要完善国民健康政策，为人民群众提供全方位全周期健康服务。"2017 年也是实施"十三五"规划的重要一年，《"十三五"国家药品安全规划》指出："执业药师服务水平显著提高。每万人口执业药师数超过 4 人，所有零售药店主要管理者具备执业药师资格、营业时有执业药师指导合理用药。"因此，如何做好执业药师工作更显意义非凡。2017 年，在人力资源和社会保障部、国家食品药品监督管理总局的领导下，执业药师管理政策不断完善，执业药师队伍不断壮大，执业能力逐步提高，执业作用日益凸显，综合影响力大幅提升。

一、执业药师队伍发展现状

（一）执业药师管理制度现状

　　执业药师是指经全国统一考试合格，取得执业药师资格证书并经注册登记，在药品生产、经营、使用单位中从事药品质量管理和指导合理用药工作的药学技术人员。

　　执业药师制度是我国最早开展的专业技术人员执业资格制度之一。1994 年，人事部与国家中医药管理局联合印发《执业药师资格制度暂行规定》；1995 年，人事部与国家中医药管理局联合印发《执业中药师资格制度暂行规定》，确立了我国执业药师管理体制和管理制度。

　　1999 年，人事部与国家药品监督管理局联合修订《执业药师资格制度暂行规定》和《执业药师资格考试实施办法》（人发〔1999〕34 号），将执业药师和执业中药师合并为执业药师（药学类和中药学类），统一归国家药品监督管理局管理。

　　2001 年，修订的《药品管理法》第八条、第十五条、第二十二条分别规定，开办药品生产、经营企业和医疗机构，必须"具有依法经过资格认定的药学技术人员"。《药品管理法实施条例》第十五条规定："经营处方药、甲类非处方药的药品零售企业，应当配备执业药师或者其他依法经资格认定的药学技术人员"。

《药品生产质量管理规范》第二十二条、第二十三条、第二十五条分别规定，生产管理负责人、质量管理负责人、质量受权人应当至少具有药学或相关专业本科学历（或具有中级专业技术职称，或具有执业药师资格）；《药品经营质量管理规范》第二十一条规定，药品批发企业质量管理部门负责人应当具有执业药师资格和 3 年以上药品经营质量管理工作经历，能独立解决经营过程中的质量问题。第一百二十五条规定，药品零售企业法定代表人或者企业负责人应当具备执业药师资格，企业应当按照国家有关规定配备执业药师负责处方审核，指导合理用药。

党和国家高度重视执业药师工作。2009 年新医改文件《中共中央 国务院关于深化医药卫生体制改革的意见》（中发〔2009〕6 号）提出："规范药品临床使用，发挥执业药师指导合理用药与药品质量管理方面的作用"。《国务院关于印发医药卫生体制改革近期重点实施方案（2009-2011 年）的通知》（国发〔2009〕12 号）明确要求："完善执业药师制度，零售药店必须按规定配备执业药师为患者提供购药咨询和指导"。《国务院关于印发"十三五"深化医药卫生体制改革规划的通知》（国发〔2016〕78 号）提出："坚持推进供给侧结构性改革，完善国家药物政策体系。推动医药分开，采取综合措施切断医院和医务人员与药品、耗材间的利益链。调整市场格局，使药品零售药店逐步成为向患者售药和提供药学服务的重要渠道。"

国务院在药品安全规划工作中对执业药师工作进行了具体部署。《国家药品安全"十二五"规划》（国发〔2012〕5 号），将"零售药店和医院药房全部实现营业时有执业药师指导合理用药"的刚性配备要求作为国家药品安全规划指标，并且将"推动制订执业药师法"作为完善执业药师制度的重要保障措施。《"十三五"国家药品安全规划》（国发〔2017〕12 号），对完善执业药师制度提出了新要求，将"每万人口执业药师数超过 4 人，所有零售药店主要管理者具备执业药师资格、营业时有执业药师指导合理用药"作为"十三五"国家药品安全规划指标。《国务院办公厅关于促进医药产业健康发展的指导意见》（国办发〔2016〕11号）《国务院办公厅关于进一步改革完善药品生产流通使用政策的若干意见》（国办发〔2017〕13号），对提升执业药师服务能力，加快药师法立法进程，落实药师权利和责任，充分发挥药师在合理用药方面的作用进一步提出了明确的要求。

（二）执业药师制度建设取得的成绩

经过国家药品监管部门与相关部门多年的改革与探索，我国执业药师制度建设取得了显著成绩：一是建立了统一的执业药师管理体制。执业药师制度纳入全国专业技术人员职业资格制度统一规划，人社部和国家药品监督管理部门共同负责、分工合作，国家药品监督管理部门负责职业资格考试、执业注册、使用监管、违纪查处等。二是建立了统一的资格准入标准和资格考试制度。执业药师资格考试实行全国统一准入标准、统一大纲、统一命题、统一组织的考试制度，国家药品监管部门的执业药师资格认证中心负责考试的命审题，人社部人事考试中心负责考务。多年来，已经形成了完备成熟的考试管理体系。三是建立了统一的注册制度。取得职业资格的人员，可以在全国申请执业注册。四是建立统一的网络服务平台。国家药品监督管理部门建立了"全国执业药师注册管理信息系统"，包括综合信息服务、注册申报、注册审批、市场监管、数据监测、继续教育等六大功能。通过上述四个统一，国家药品监督管理部门对执业药师实现了全过程、全周期、全方位的管理与服务，有力地促进了执业药师队伍的规范、有序、健康发展。

按照国务院的要求，国家职业资格实行目录清单管理。执业药师资格已纳入《国家职业资格目录》，是全国专业技术人员36项准入类职业资格之一，是针对药学技术人员的唯一准入类国家职业资格。从2013年开始，国家对全国职业资格进行了七次清理，共取消434项职业资格，执业药师资格制度是国家职业资格"七连清"后仍然保留的国家职业资格。

（三）执业药师资格考试情况

1. 执业药师资格考试总体情况

在相关政策的引导和激励下，执业药师制度的综合社会影响力逐年提升，执业药师队伍不断壮大，执业作用日益凸现。2017年全国执业药师资格考试报考人数为 67.5 万人，实际参考人数为 52.3 万人，参考率为 77.50%。目前整个考试规模和数量列第一批 36 项职业准入类考试中的第二大考试项目。

2017 年国家执业药师资格考试合格率为 29.10%，当年合格人数为 152,284 人。截止到 2017 年底，全国通过执业药师资格考试的总人数已达 953,164 人，具体数据见表 1。

表 1　2013~2017 年执业药师资格考试总体情况

年度	报名人数	参考人数	参考率（%）	合格人数	合格率（%）	资格人数累计
2013	402359	329886	81.99	51865	15.72	277940
2014	840359	702523	83.60	136864	19.48	414804
2015	1121430	937766	83.62	234983	25.06	649787
2016	884742	728685	82.36	151093	20.74	800880
2017	675179	523296	77.50	152284	29.10	953164

2. 执业药师资格考试报名、参考情况

（1）考试类别分布

执业药师资格考试分药学和中药学两类，考试科目包括药学 / 中药学专业知识（一）、药学 / 中药学专业知识（二）、药事管理与法规、药学 / 中药学综合知识与技能四个科目。按照国家有关规定评聘为高级专业技术职务并符合工作年限要求的，可以免试药学 / 中药学专业知识（一）、药学 / 中药学专业知识（二）两个科目，只参加药事管理与法规、药学 / 中药学综合知识与技能两个科目的考试。2017 年考试结果统计显示，67.52 万考生中，报考药学类考试占 50.39%，报考中药学类考试占 49.61%；报考全科的考生占 98.47%，只有 1.53%（10,358 人）报名参加免试部分科目的考试。

（2）考生专业分布

近些年，因为政策导向作用，吸引了一大批"相关专业"的人员报考执业药师资格考试，"相关专业"的考生在近四年甚至超过 60%（其中医学、中医学、护理学专业占相关专业的 90% 以上）。2017 年报考人员中，"相关专业"为 60.50%，药学、中药学专业报考人员占 37.78%，医学、中医学、护

理学专业占 57.46%。2015~2017 年执业药师资格考试报考专业分布具体数据见表2。

表 2　2015~2017 年执业药师资格考试报考人员的专业分布

| 年度 | 药学、中药学专业 | | 相关专业 | | | | | | | | 未填/其他* | |
| | | | 医学、中医学 | | 护理学 | | 制药、化学、生物学专业 | | | | | |
	人数	占比	人数	占比	人数	占比	人数	占比			人数	占比
2015	368068	32.82%	534022	47.62%	178007	15.87%	31514	2.81%			9819	0.88%
2016	296725	33.54%	394164	44.55%	160997	18.20%	25722	2.91%			7134	0.81%
2017	255037	37.78%	263805	39.07%	124143	18.39%	20495	3.04%			11699	1.73%

注：“未填/其他”，是指在考试档案资料的电脑数据中，考生对专业、学历等报名信息选择了“其他”或者未填或者填报内容不符合要求。

3. 执业药师资格考试合格情况

（1）合格人员报考专业类别分布

通过执业药师资格考试合格人员中，超过 60% 的为药学类，中药学类不到 40%。2017 年考试合格人员中，有 7.6 万获得药学类执业药师资格；7.6 万人获得中药学类执业药师资格。药学类与中药学类考试的合格率相当，2017 年药学类和中药学类执业药师资格考试合格率分别为 30.25% 和 28.04%，分别比 2016 年的合格率高 9.6 和 7.2 个百分点。2013~2017 年执业药师资格考试合格人员专业类别分布具体数据见表 3。

表 3　2013~2017 年执业药师资格考试合格人员专业类别分布

| 年度 | 总合格人数 | 药学类 | | | 中药学 | | | 总合格率（%） |
		合格人数	占比	合格率	合格人数	占比	合格率	
2013	51865	32285	62.25%	16.03%	19580	37.75%	15.24%	15.72
2014	136864	90043	65.79%	21.00%	46821	34.21%	17.10%	19.48
2015	234983	146574	62.38%	25.46%	88409	37.62%	24.41%	25.06
2016	151093	83534	55.29%	20.64%	67559	44.71%	20.86%	20.74
2017	152284	76013	49.92%	30.25%	76271	50.08%	28.04%	29.10

（2）合格人员所学专业分布

近些年医学相关专业的人员报考执业药师资格考试大幅增加，2015、2016、2017年都超过60%。通过执业药师资格考试的合格人员中，2017年合格人员中有8.8万人（占合格人数的57.49%）为医学、中医学、护理学专业，药学、中药学专业的合格人数为5.8万人。在合格率方面，药学、中药学专业的合格率与医学、中医学专业相近。2015~2017年执业药师资格考试合格人员所学专业分布具体数据见表4。

表4　2015~2017年执业药师资格考试合格人员所学专业分布

年度	药学、中药学专业		相关专业						未填/其他*	
			医学、中医学		护理学		制药、化学、生物学专业			
	人数	占比	人数	占比	人数	占比	人数	占比	人数	占比
2015	78953	33.60%	120223	51.16%	28200	12.00%	6126	2.61%	1481	0.63%
2016	50258	33.26%	73662	48.75%	22003	14.56%	4131	2.73%	1039	0.69%
2017	57785	37.95%	63913	41.97%	23639	15.52%	4904	3.22%	2043	1.34%

注："未填/其他"，是指在考试档案资料的电脑数据中，考生对专业、学历等报名信息选择了"其他"或者未填或者填报内容不符合要求。

（3）合格人员学历分布

2017年所有的合格人员中，中专、大专、本科及以上学历各占三分之一左右。其中硕士及以上学历的有5369人，大学本科学历的有4.18万人，大专学历的为5.16万人，中专的也有5.35万人。不同学历考生的合格率有明显统计学差异，硕士及以上考试合格率为38.86%，大学本科的合格率为32.35%，大学专科的合格率为28.23%，中专的合格率为27.09%。考试在学历方面表现出较好的区分度和考试效度。2013~2017年执业药师资格考试合格人员学历分布具体数据见表5。

表5 2013~2017年执业药师资格考试合格人员学历分布

年度	中专		大学专科		大学本科		硕士及以上		未填/其他*	
	合格人数	合格率	合格人数	合格率	合格人数	合格率	合格人数	合格率	合格人数	合格率
2013	15887	11.35%	15329	15.05%	16171	22.77%	2819	30.15%	1659	21.73%
2014	50886	16.85%	42883	19.07%	37204	24.17%	5295	30.18%	596	14.56%
2015	87620	24.20%	77923	24.48%	61270	26.55%	8170	30.80%	0	0.00%
2016	53778	19.57%	49594	20.08%	42074	22.74%	5647	25.79%	0	0.00%
2017	53453	27.09%	51603	28.23%	41847	32.35%	5369	38.86%	12	23.53%

注:"未填/其他",是指在考试档案资料的电脑数据中,考生对专业、学历等报名信息选择了"其他"或者未填或者填报内容不符合要求。

（四）执业药师注册情况

现有执业药师队伍在药品生产、批发、零售企业和医疗机构等各药学执业领域中,不但拥有一批高年资药师,而且还集中了一大批年富力强、专业能力佳、学习能力好、专业认同感强的中青年药学专业技术人员。这支强有力的队伍为保障公众安全、合理用药,促进公众健康发挥着重要的药学技术保障作用。

1.执业药师注册人员队伍持续发展

（1）执业药师注册人数提升

截至2017年12月底,全国执业药师注册人数为408431人,较2016年底增加66322人。

（2）每万人口执业药师数逐步提高

国际药学联合会2017年公布的全球范围中值为每万人口执业药师5.09人。[①] 截至2017年12月底,我国每万人口执业药师人数为3.0人,虽然每万人口执业药师数距离国际药学联合会的要求有一定差距,但是较2016年底每

---

① International Pharmaceutical Federation Pharmacy at a glance（2015-2017）P4

万人口执业药师人数 2.2 人有较大提升。

每万人口执业药师数前十位的省（区、市）：辽宁、吉林、广东、天津、浙江、海南、重庆、陕西、北京、河北（图1）。

每万人口执业药师数后十位的省（区、市）：四川、甘肃、湖北、湖南、西藏、青海、新疆、云南、江西、贵州（图1）。

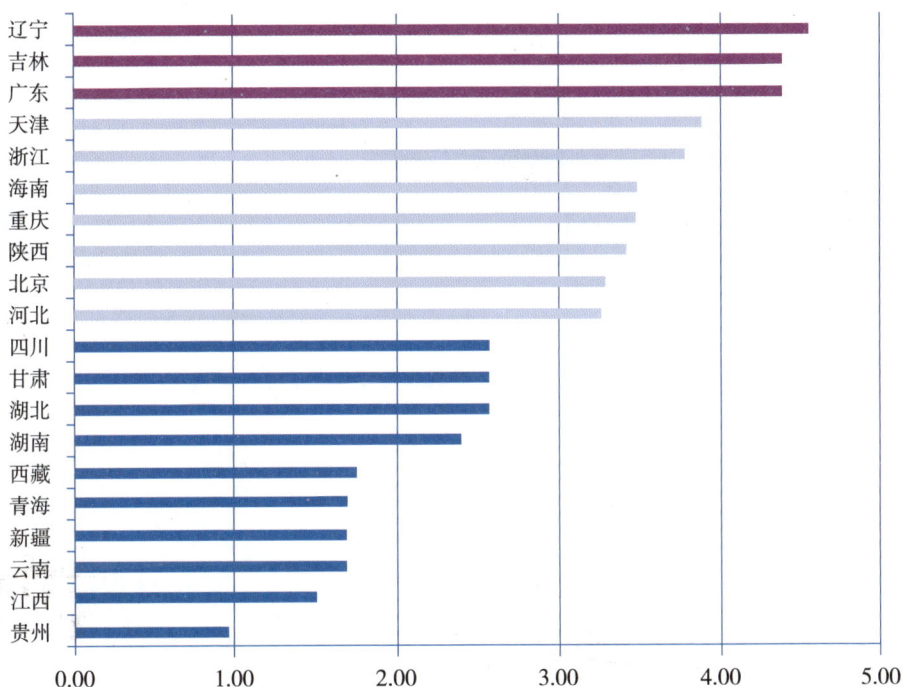

图 1 每万人口执业药师数前十位及后十位的省（区、市）情况

（3）执业药师集中分布于华东、中南地区

执业药师数按区域分布情况：华北地区 55945 人，东北地区 42568 人，华东地区 116883 人，中南地区 122752 人，西南地区 43621 人，西北地区 26662 人。[①]

---

① 华北地区包括北京、天津、河北、山西、内蒙古；东北地区包括：辽宁、吉林、黑龙江；华东地区包括：上海、江苏、浙江、安徽、福建、江西、山东；中南地区包括河南、湖北、湖南、广东、广西、海南；西南地区包括重庆、四川、贵州、云南、西藏；西北地区包括陕西、甘肃、青海、宁夏、新疆。

　　执业药师集中分布于华东、中南地区，西北地区 2017 年执业药师绝对数量虽有增加，但是在执业药师总数中占比仍较少。各区域注册执业药师占比见图 2。各区域执业药师分布人数见图 3。

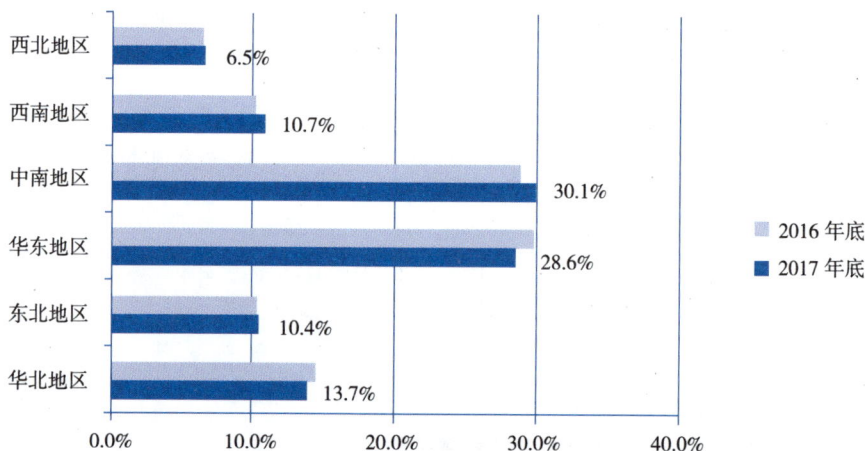

图 2　各区域注册执业药师分布情况

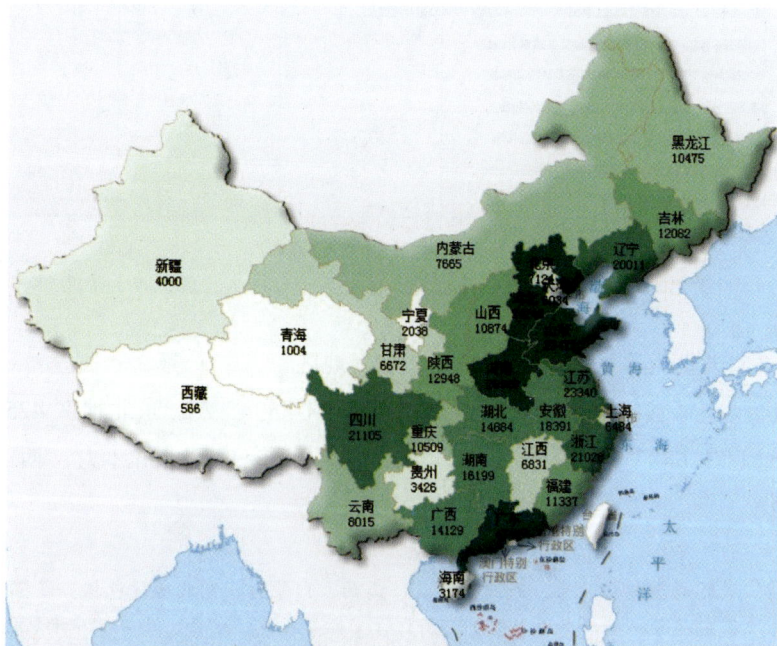

图 3　各区域执业药师分布情况

2. 执业药师管理日趋规范

（1）社会药店执业药师配备大幅提高

截至 2017 年 12 月底，注册于社会药店的执业药师 361741 人，较 2016 年增加 63725 人（图 4）。

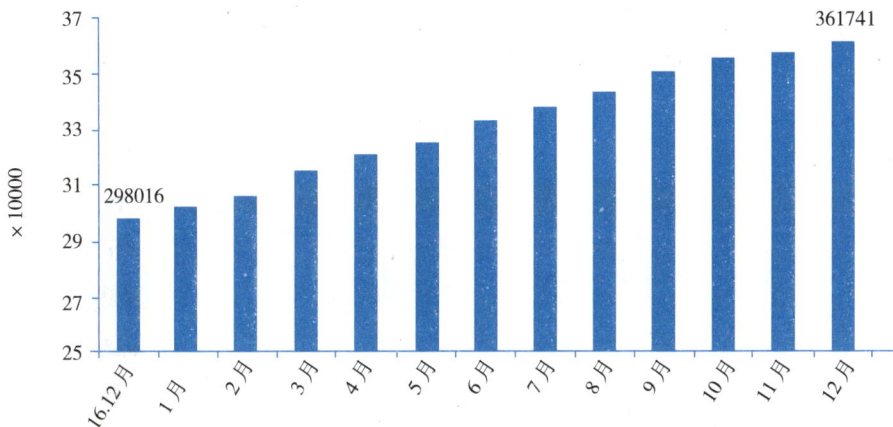

图 4　社会药店执业药师配备情况

（2）执业药师在社会药店配备占比稳步提升

注册于社会药店的执业药师占注册总数的 88.6%，较 2016 年底的 87.1% 增长 1.5%（图 5）。

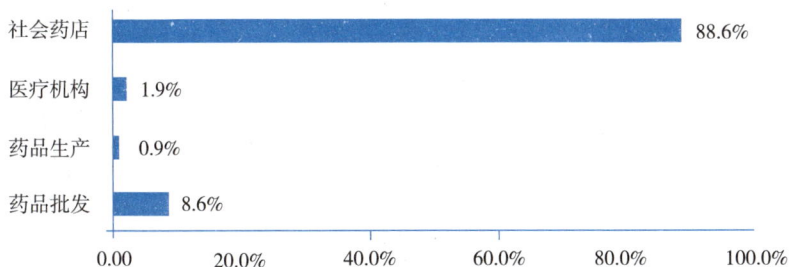

图 5　各领域执业药师注册占比

（3）配备执业药师的社会药店不断增加

截至 2017 年 12 月底，配备了执业药师的社会药店 285132 家，较 2016 年底的 233421 家社会药店，增加 51711 家。各区域配备执业药师的社会药店情况见图 6。

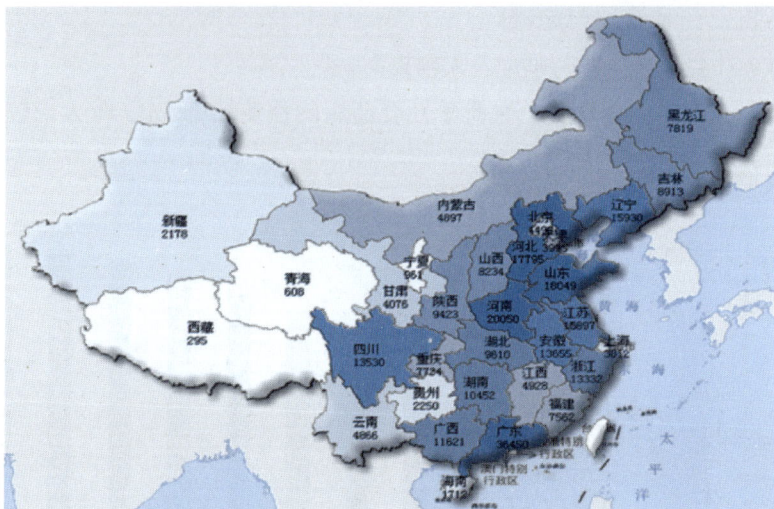

图 6 各区域配备执业药师的社会药店情况

（4）加强执业药师执业行为管理

2017 年 11 月 22 日、12 月 26 日食品药品监管总局发布了《总局关于药品经营企业中执业药师"挂证"行为检查情况的通告（2017 年第 190 号）》，并将"挂证"人员信息录入全国执业药师注册管理信息系统，强化了对社会药店的监督管理，规范执业药师的执业行为。

3. 执业药师学历、专业情况

（1）执业药师本科及以上学历占比 29.6%。

截至 2017 年 12 月底，执业药师学历分布情况：研究生 7096 人，本科 113965 人，大专 147830 人，中专 139540 人；本科及以上学历占比 29.6%（表 6）。

表 6 各领域执业药师学历情况

	研究生	本科	大专	中专	本科及以上	大专及以下
药品生产	358	2023	829	424	65.5%	34.5%
药品批发	901	19081	9639	5518	56.9%	43.1%
社会药房	5618	90651	134363	131109	26.6%	73.4%
医疗机构	219	2210	2999	2489	30.7%	69.3%

（2）执业药师医药学专业占比 75.7%。

执业药师专业分布情况：药学类专业 133164 人，中药学类专业 59476 人，医学专业 84873 人，中医学专业 31342 人，其他专业（如生物等）99576 人，医药学专业占比 75.7%（表 7）。

表7 各领域执业药师专业情况

	药学	中药学	医学	中医学	其他	药学（中药学）占比	医学（中医学）占比	医药学专业占比
药品生产	1602	764	179	60	1029	65.1%	6.6%	71.7%
药品批发	16389	6786	3624	1437	6903	66.0%	14.4%	80.4%
社会药房	112972	51055	78523	28893	90298	45.3%	29.7	75.0%
医疗机构	2201	871	2547	952	1346	38.8%	44.2%	83.0%
合计	133164	59476	84873	31342	99576	47.2%	28.5%	75.7%

（三）执业药师能力与学历提升计划情况

为切实提升执业药师业务素质和服务能力，促进执业药师队伍健康发展，《"十三五"国家药品安全规划》提出了"实施执业药师能力与学历提升工程"。2017 年，国家食品药品监督管理总局执业药师资格认证中心在与山东大学、北京中医药大学、中国药科大学三家合作的基础上，与北京大学开展合作，在全国范围内大力实施"执业药师能力与学历提升工程"。

2017 年 3 月，国家食品药品监督管理总局执业药师资格认证中心组织召开"2017 年度执业药师能力与学历提升计划项目实施推进工作会议"，由来自北京、天津、河北等 28 个省（区、市）的食品药品监督管理局执业药师管理机构或执业药师协会（学会），全国相关执业药师教育培训机构负责人及代表 130 余人参加了会议。通过共同探讨、交流和分享项目开展的管理模式、路径和经验，对各省坚定信心、拓展思路、总结与借鉴有效经验，创新性地实施该项目发挥了重要推动作用。

截至 2017 年底，该工程已在天津、河北等 17 个省（区、市）建设了 20

个学习中心。该工作自实施以来，共招生近 3 万人，其中已有 1 万余人毕业。全国开展执业药师能力与学历提升工程情况见图 7。

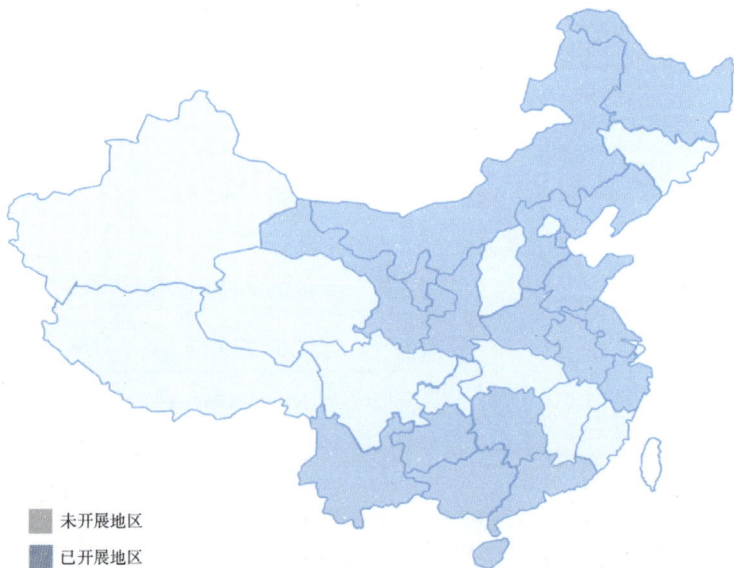

图 7　全国开展执业药师能力与学历提升工程情况

二、执业药师发展面临的形势

药品的有效与安全直接影响人体健康，事关民生、社会与国家公共安全。党中央、国务院高度关注民生和公众用药安全，中央有关文件和规划对执业药师发挥药品质量管理和提供合理用药指导等方面作用均提出了殷切希望和工作部署。十九大报告提出的"实施健康中国战略"，新医改全面推行医药分开、医保控费等改革，《"十三五"国家药品安全规划》对提高药品质量安全水平确定了新目标和任务。相关政策为加快执业药师制度发展提供了重大机遇，同时也对创新执业药师管理，配合"医药分开"改革和药品供应保障制度的改革，让执业药师真正参与"健康中国"建设提出了新的挑战。

一是执业药师法律保障层次低。法制建设尚不完善，目前还没有专门一部执业药师法对执业药师活动进行规定和保障其执业权益。二是执业药师区域发展不平衡。"十三五"药品安全规划指标要求每万人口执业药师数应超过

4 人。目前，在中西部偏远地区，执业药师短缺严重，贵州、云南等省每万人口执业药师数不足 1.8 人。三是医疗机构执业药师注册人数、注册比例低（注册率不到 5%）。四是执业药师作用发挥欠缺。行业集中度和药品零售连锁经营率有待进一步提高，药品零售企业小、散问题仍然突出，药品零售企业和医院药房执业药师配备和用药指导不足，行业服务能力不足，公众不合理用药现象尚未得到有效改变。

三、2018 年执业药师工作思路

2018 年，按照国家药品监管总体工作部署，重点围绕贯彻落实"十三五"规划要求、加强执业药师队伍建设、助力执业药师监管工作和提升执业药师药学服务能力与服务水平等方面开展工作。

（一）加强执业药师制度建设工作，推动工作落实。配合做好《执业药师职业资格制度管理规定》及《药品管理法》相关内容的修订工作；开展全国执业药师管理工作情况调研，推进执业药师注册管理等办法的修订工作；配合做好"十三五"规划和制度落实以及政策支持工作。

（二）加强执业药师考试管理，提升命审题质量。以提高命审题质量为重点，抓好命审题专家队伍建设，加强考试试题开发工作质量，继续完善执业药师命审题管理系统和执业药师信息管理系统，加快试题库的建设。

（三）加强执业药师注册平台应用与维护工作，开展全国执业药师注册管理工作人员培训；推进网上注册全程办理功能，提高注册效率；建设执业药师监管 App 功能，实现现场查询、现场监管，助力市场监管工作的开展；进一步完善执业药师诚信体系。

（四）加强执业药师队伍建设，提升执业药师药学服务能力与服务水平。探索建立实训基地建设标准，推进执业药师示范实训基地的建设；开展全国执业药师继续教育情况调研，制订执业药师认证注册与继续教育衔接标准，做好执业药师注册与继续教育学分对接管理；继续推进"执业药师能力与学历提升工程"。

（国家食品药品监督管理总局执业药师资格认证中心）

PART 2

研究及专家观点篇

　　本篇是行业专家对近年执业药师发展建设中重难点问题的探索和解读。通过理论联系实际，国内外对比及借鉴等方式，探索了人工智能与"互联网+"背景下执业药师的发展概况，研究了社会药房开展慢病管理的服务水平及执业药师在服务过程中的作用与责任，并介绍了泰州市、上海市和陕西省等地在执业药师管理与建设中的有效经验。本篇各专家观点供读者参考，欢迎交流碰撞。

扎实推进"执业药师能力与学历提升工程"的思考 ▶▶

　　自国家执业药师资格制度实行以来，伴随着我国执业药师管理工作的推进与完善，我国的执业药师队伍不断壮大，执业药师的作用日益凸显。但是，我国执业药师队伍整体学历水平不高，报考门槛偏低，专业背景多元化，其专业技术水平和综合素质能力无法满足社会对药学服务的需求。自2008年起，国家执业药师资格认证中心与山东大学初步合作，正式启动了"继续教育＋学历提升"的项目计划。2013年11月，国家执业药师资格认证中心与山东大学再度携手将这一项目更名为"执业药师能力与学历提升计划"，并成立了项目管理委员会，双方联手提出打造一所"没有院墙、没有固定教室、独具特色的执业药师大学"。2014~2017年，国家执业药师资格认证中心又相继与中国药科大学、北京中医药大学、北京大学签订合作协议，为完善和提升执业药师的执业能力，促进执业药师队伍的健康发展提供了更丰富的教育支持平台。2017年，国务院办公厅发布的《"十三五"国家药品安全规划》确认了未来五年国家要正式实施"执业药师能力与学历提升工程"，将项目计划上升到了国家战略的高度。

一、"执业药师能力与学历提升工程"的具体做法

　　早在2013年，国家执业药师资格认证中心就开始与多所高校开展"执业药师能力与学历提升计划"，完善教育培养体系、探索执业药师实训基地、研究制订执业药师胜任能力模型与分级标准、发布执业药师业务规范等措施。

（一）战略先行、政策研究

　　2013年12月和2014年1月，国家执业药师资格认证中心分别在福建省厦门市和湖南省长沙市组织全国各方专家召开了"国家执业药师资格认证发

展战略研讨会"。重点围绕执业药师资格准入考试与未来发展方向、执业药师继续教育与职业持续发展、执业药师的药学教育改革、执业药师的胜任能力框架与执业标准等相关制度和政策的改革问题进行了研讨。内容涵盖如何有效推进我国药学高等教育评估认证、药学服务实践基地资质认证和继续教育能力保障评估认证、执业药师分级定标及晋级考核标准等，最终中心明确提出执业药师工作要坚持以人为本、以业为重、以用为先、以用定考、以用施教、以用定培的总准则。

（二）推广项目、扩大合作

2014 年 8 月，国家执业药师资格认证中心与山东大学在威海市共同组织召开了"执业药师能力与学历提升计划"项目推广研讨会。2014 年 12 月国家执业药师资格认证中心又与北京中医药大学签订合作协议，共同推进学历提升计划。2015 年 1 月，山东大学与北京中医药大学率先成为承担国家"执业药师能力与学历提升计划"项目的实施单位，分别侧重药学类和中药学类的定向培养。2015 年 5 月，国家执业药师资格认证中心与中国药科大学在京正式签署了《关于实施"执业药师能力与学历提升计划"项目的合作协议》，同月在湖北省武汉市召开了 2015 年度执业药师能力与学历提升计划项目实施推进工作会议。2016 年 5 月，国家执业药师资格认证中心在江苏省南京市组织召开了 2016 年度执业药师能力与学历提升计划项目实施推进工作会议。为有效落实《"十三五"国家药品安全规划》关于"实施执业药师能力与学历提升工程"的政策要求，2017 年 3 月 16 日至 17 日，在山东省济南市组织召开了 2017 年度全国"执业药师能力与学历提升工程"工作会。

（三）制订标准、实施规范

为适应我国经济社会发展新常态和国家药品安全工作对执业药师的迫切需求，满足医药行业转型升级的需要，提升执业药师开展药学服务的技能，《国家执业药师资格考试大纲》（第七版）于 2015 年 1 月 29 日正式发布，进一步促进和优化了执业药师能力与学历提升计划项目。2015 年正式启动《执业药师业务规范》（试行）制订，对执业药师技术分级、执业药师实训基地的建设以及执业药师多点执业的问题作了相应规定，并于 2016 年 1 月 1 日正式实施。2016 年 10 月，经过近一年的实践，国家执业药师资格认证中心充分调研规范发布以来的实施情况，组织有关专家对《规范》的进行了全面修订，2017 年正式实施。2017 年 12 月，中国药科大学国家执业药师发展研究中心承接的《执业药师技术分级定标研究》成果在"2017 年中国执业药师论坛"上发布。

（四）广泛宣传、推广药师

自 2013 年 12 月以来，国家执业药师资格认证中心连续 3 年召开"药品安全与执业药师"研讨会，广泛宣传和推广执业药师，加强顶层设计，敦促有关单位尽快从法律层面给予执业药师准确定位，优化执业药师考试，提升执业药师执业能力，探索药学服务专业人才培养新模式，创新药学高等教育模式，积极培养药学服务型专业人才。

2014~2015 年期间，国家执业药师资格认证中心每年 2 次在不同省市邀请医保部门负责人参与"在医保事务中发挥执业药师作用"研讨会，宣传和推广执业药师的服务价值，提升执业药师的社会地位，让医保部门真正了解和认识到执业药师在合理用药和控制医疗费用中可以发挥积极作用。同时，国家执业药师资格认证中心领导积极参加各省执业药师协会举办的学术会议及行业论坛，推广传播执业药师的价值，助力社会药房转型升级，探索专业化道路，让广大执业药师回归专业服务。

为更好地发挥高等院校和社会团体组织的力量与优势，合力推进我国执业药师制度建设与专业队伍健康有序发展，努力开创执业药师工作新局面，国家执业药师资格认证中心携手中国药科大学、中国医药物资协会共同合作，于 2016 年 9 月共建"中国药科大学国家执业药师发展研究中心"，旨在研究执业药师相关政策、实践标准以及规范等，为国家执业药师发展研究提供科学的依据。

（五）创新模式、完善教育

山东大学、中国药科大学作为"执业药师能力与学历提升工程"的主办者，紧密围绕药学服务，为学员量身打造了培养方案和课程计划，以期完善执业药师的知识结构，提升其药学服务专业能力。山东大学采用网络教育的培养模式，制订"知识＋能力＋素养"的一体化培养方案，实行"学历提升＋继续教育＋考前培训"一站式的教育服务，力求成为执业药师成长的终身学习顾问。山东大学以"一库两云多平台"为设计架构，打造以学习者为中心，以课程为单元面向网络教育的学习支持服务平台。中国药科大学主要采用函授的培养模式，依托学校的专业品牌与实力，遵循"以用施教、学以致用"的原则，为执业药师的专业成长和持续职业发展提供优质的学习平台。课程设置上以力求进一步提升基础药学知识、完善临床药学知识、补充医学知识、强化其他人文社科类知识。

为提高培训的针对性和实用性，高校改变了原有以高校师资来源为主的结构，重点挖掘"实战派"的行业专家、临床药师和专业管理者等，将其纳入师资队伍。同时，为了突出能力培养导向，还在改革教学方式上下功夫。如大量开设专家专题讲座，教师授课也由系统讲授向案例教学转变，提高学员的学习兴趣。针对执业药师从事药学服务实践性强这一特点，各高校总结借鉴国内外药师培养的有效经验，在开创实践教学形式上下功夫，力求为广大执业药师提供规范的实践培训平台，诸如山东大学开设了模拟实验、模拟药学服务等相关课程，中国药科大学则与老百姓大药房共建了专供执业药师实践教学的基地，力求通过规范化的带教与实践操作，提升执业药师在指导公众安全合理用药方面的专业技术水平。

二、"执业药师能力与学历提升计划"的成效

"十二五"期间，国家执业药师资格认证中心每年召开专门的项目推进会，该工程的影响力和覆盖面逐步扩大，通过专家报告研讨与项目推介，进一步拓展工程实施的思路和渠道，培养规模逐年提升。目前该工程已在天津、河北等17个省（区、市）建设了20个学习中心；自该项目实施以来，共招生30000余人，在校生17000余人。截至目前，山东大学网络教育共培养毕业生13000余人。此外，该计划还在宁夏、海南、贵州等偏远地区进行了招生。其中宁夏回族自治区药学会学习中心自2012年参与该项目，三年来招生人数逐年上升，并于2013年获得"全国高校现代远程教育优秀校外学习中心"称号。

"网络教育的灵活性、针对性、适用性强等特点，体现了我们继续教育学习的便捷性，让我们做到工作学习两不误"，来自宁夏回族自治区药学会学习中心的学员邓丽霞在 2017 年度全国"执业药师能力与学历提升工程"工作会上发言。而中国药科大学的学员对课程安排更有感触，如今课程已经能体现药理与临床知识的相结合，理论知识与临床实践有机的结合，体现了课程体系的实用性，比如在和顾客交流时，有了更多的临床数据、病例知识作为依据，使自己的逻辑思维更缜密，患者的信赖度也得到了提升。此外，我们从企业层面也了解到，参与执业药师学历提升的多数学员在企业的运营管理和专业服务能力上，都有着不同层次的提升。

三、"执业药师能力与学历提升工程"的发展思考

（一）持续教育变革改进课程体系

执业药师角色近年来在逐渐转型，从原来的单纯生产和调剂供给的角色逐渐转向为患者提供药学服务的临床角色，从专业发展来看，执业药师更需要解决患者的用药安全和用药质量问题，向患者提供用药咨询、用药指导、用药教育、用药监护，甚至诊治微小疾病（感冒、咳嗽、过敏）等专业服务。因此，"执业药师能力与学历提升"课程设计的出发点就要满足执业药师岗位胜任力的需求，努力做到"以人为本""以业为重""以用为先""以用定考"，不仅需要在知识结构上调整，还需要增加设计一些掌握临床技能和构建良好职业素养的实践性课程。

从知识结构上，高校的课程体系需要进一步调整，在保留原有的一些药学基础课程和核心专业课程的基础上，增加一些临床医学和社会人文的知识，比如临床药物治疗学、药学监护实践原理、常见疾病、预防医学、流行病学、临床中药学以及中药治疗学等。在技能课程设置上，需要由原有的注重实验室技能转向同时掌握一些临床技能，比如如何建立信赖关系、医患沟通技能、问诊技能、查体技能、医学数据解读、临床思维和决策、药历书写、病例报告、文献检索等。在职业素养上应该注重执业药师的世界观、价值观、关爱关怀精神的培养，可以通过观看一些有关伦理道德的医药行业电

影，解读和加深理解以患者为中心的内涵和价值。

（二）完善训练体系促进能力提升

完善目前执业药师在岗的专业学习和实践指导体系是未来"执业药师能力与学历提升工程"的重点，启动执业药师实训基地的标准制订、建设和管理，构建执业药师服务能力提升的培训体系势在必行。鼓励有条件的连锁药店企业积极参与到工程的建设中来，将行业需求与企业的实际需求相结合，营造有意义的社区药学学术氛围，推进行业向专业化方向转型，构建培养专业化人才的良好环境，让执业药师充分发挥主观能动性。

（三）广泛宣传激发药师全员参与

在项目实施上不仅需要高校对项目的宣传和推广，也需要行业和企业对这项工程的重视和支持，积极配合高校提供更多的创新方式和培训方法，更需要执业药师能意识到自身能力的不足和差距并及时了解社会的需求和发展，不断进取、努力学习，积极参与有效的学术交流，更新和扩大自己的知识结构和临床技能。同时，需要注重人文精神的养成，关爱患者，做一名真正合格的药师。

（四）制订考核指标评价提升工程

自 2008 年"继续教育＋学历提升"项目实施以来，历经十年的发展推进，"执业药师能力与学历提升计划"如今已经从部门的一项措施变成了国家层面的一项提升执业药师队伍专业能力的重要工程，更是满足我国百姓需求、维护广大民众利益的重要举措。我们需要看清目前的形势，认识到问题的本质，满足执业药师的真正需求，积极推进工程的实施，制定科学有效的评价指标，阶段性评估这项伟大事业对社会做出的贡献，从而造福百姓的身心健康！

（康震，中国药科大学国家执业药师发展研究中心）

人工智能背景下我国执业药师职业发展研究 ▶▶

2017 年 7 月，国务院印发的《新一代人工智能发展规划》明确将人工智能作为带动我国产业升级和经济转型的主要动力，并部署"到 2025 年使新一代人工智能在智慧医疗领域得到广泛应用"。执业药师是我国药学服务的主要提供者，承担了处方审核和调配、患者用药咨询、健康宣教等大量的服务工作。依托人工智能发展所提供的网络平台、云计算等新兴技术以及智能决策、精准营销等内在优势，执业药师的工作效率及其提供药学服务的广度和深度都将有进一步突破，如何处理好人工智能发展与执业药师提供"以患者为中心"的高水平药学服务之间的关系，合理定位我国执业药师的职业发展方向、更充分地发挥其服务患者健康的关键职能，将是一个亟待突破的重大现实问题。

一、人工智能的内涵及发展阶段

（一）人工智能的内涵

人工智能（Artificial Intelligence，AI）的概念起源于西方，最初强调的是与人类或其他动物表现出的自然智能（Natural Intelligence）所不同的"机器智能（Machine Intelligence）"。得益于 20 世纪 30 年代数理逻辑、计算技术与计算机器的兴起，1956 年在达特茅斯研讨会上 AI 被正式确定为一门新兴学科[1]，AI 研究先驱卡内基梅隆大学的 Herbert Simon 教授甚至断言"二十年内机器将能够完成人类可从事的任何工作"。然而直到 20 世纪 70 年代，AI 的数理证明、数据存储等能力却始终无法达到人类水平，各国政府也开始限制 AI 的研究资金，AI 进入了发展"冬季"。进入 80 年代后，专家系统（模拟人类专家知识和分析技能的 AI 程序）的成功商业化、日本第五代计算机项目的推出又给 AI 研究带来了转折。尤其进入 21 世纪以来，得益于计算加速、算法改进及数据积聚，AI 得到了大规模的应用与发展。

当前，AI 主要指以计算能力、算法模型、大数据分析等技术为依托，应用于传统产业领域的机器人、智能软件或系统。本研究认为 AI 至少应包含如下内容层次：①统计学、经济学、数学等学科交叉形成的理论及技术；② AI 技术和实体产业交融形成的新兴产业；③ AI 因承担部分人类的劳动所产生的政府监管、道德伦理等社会问题。

（二）人工智能的主要发展阶段

AI 经历了以海量数据处理为主的计算智能时代、以环境信息获取为主的感知智能时代，目前正处于发展自主学习能力的认知智能时代。明确 AI 不同阶段的发展特点有助于更好地理解其应用及产业发展问题。

1.计算智能时代（20 世纪 50~80 年代）

本阶段 AI 解决在科学研究和工程实践中遇到的计算难题。1968 年斯坦福大学的 Edward Feigenbaum 教授成功研发化学专家系统 DENLDRA，并在 1977 年第五届人工智能联合会议上进一步提出"知识工程"，即运用 AI 原理与方法提供专家知识才能解决的应用难题[2]。自此，AI 可辅助人们开展医疗诊断、地质勘探等专业技能强的工作，如 MYCIN 专家系统可诊断血液感染病。上述 AI 技术因发挥海量数据的存储和快速处理功能而被称为计算智能。然而，仅依赖该智能难以处理声音、图像等多媒体信息，且缺乏高水平的知识数据，因此无法拓宽 AI 的应用领域。

2.感知智能时代（20 世纪 80~90 年代）

本阶段 AI 能对现实世界信息进行采集与辨别并作出前进、躲避等行为响应。受益于 1982 年加州工学院的 John Hopfield 教授所提出的非线性学习神经网络模型[3]，机器视觉、语音识别等应用得以面世。基于此，麻省理工学院的 Rodney Brooks 教授等人借助生物仿真技术，进一步研制出"感知 - 行为"机器人[4]。AI 借此可代替人们执行机械性或危险性工作，如 ISR/ISX 多机器人可搜寻炸弹。上述 AI 技术因可对人类视觉、听觉、触觉等感知能力的模拟而被称为感知智能。然而，随着 AI 拟人行为的不断复杂化，算法及数据无法承接更多的计算任务。

3.认知智能时代（21 世纪初 ~ 至今）

到 21 世纪，AI 能对语句的观点、情感态度等内在含义进行解读。基于高性能图形计算芯片在并行运行神经网络的应用及"云计算"提供的足够计算力与数据，2006 年多伦多大学的 Geoffrey Hinton 教授提出了"深度学习（Deep Mind）"神经网络模型，使 AI 的自学能力大幅提升。AI 的应用因此更加广泛的融入到人们的工作及生活中，甚至展现出了超越人类的行为能力，如 Google 公司的浏览器可根据用户历史数据推荐个性化内容，其 AlphaGo 机器人更是于 2016 年成功击败人类围棋。上述 AI 技术因可对人类判断与学习等认知能力的模拟而被称为认知智能。

当前 AI 已经不再是单纯的计算平台开发问题，还涉及语音识别、语义分析等技术应用。换言之，AI 开始向消费者终端的产品开发延伸，已经形成了完整的产业链。结合 AI 发展阶段及药学服务诉求，本文构建了如图 1 的 AI 产业在药学服务领域的渗透层次。

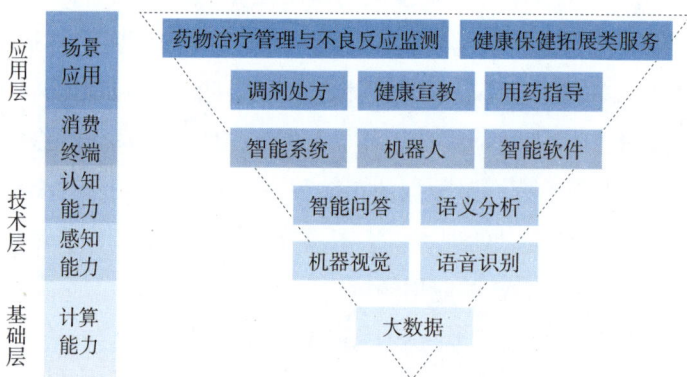

图 1 AI 产业在药学服务领域的渗透层次

二、人工智能应用于药学服务领域的发展探讨

AI 日益成为新一轮产业革命的引擎，其与药学服务的融合是不可阻挡的发展趋势。AI 可凭借永不疲劳、精准高效等技术优势来承担部分药学服务工作，使工作效率和质量实现质的飞跃。

（一）融入人工智能的药学服务内容

药学服务（Pharmaceutical care，PC）指药师应用药学专业知识向公众提供直接的、负责任的、与药物使用有关的服务。我国已进入"以患者为中心"的药学服务新发展阶段，但其工作效率和质量仍与我国当代药学服务事业的发展目标存在较大差距。随着 AI 技术浪潮的推动，AI 可凭借功能优势来替代或辅助执业药师完成药学服务，弥补药学服务效率和质量的不足。因此本部分将分析 AI 可融入的药学服务，为 AI 在该领域的应用提供依据。

1. 由人工智能替代的机械性药学服务

重复机械性药学服务主要包括处方调剂和健康宣教。处方调剂涉及处方审核、处方调配、复核交付、用药交待，其工作难度不大，然而由于人脑记忆量、精力的局限性和情绪易波动性，执业药师在调剂处方时的失误时常发生。健康宣教要求执业药师走出药房，走向广大社区群众，这意味着执业药师需向不同的社区群众宣传相似的安全用药知识，极大考验执业药师的精力和耐心。针对执业药师实践能力的不足，AI 具有代替执业药师从事重复性工作的优势，比如 AI 具有强大的数据存储和挖掘能力，可更加快速地进行审核处方和调配药品等处方调剂操作；AI 不知疲倦，可一直保持耐心细致的态度且极少失误，故重复机械性的药学服务可交予 AI 去执行。

2. 由人工智能辅助的个性化药学服务

个性化的药学服务主要包括用药指导、药物治疗管理以及不良反应监测等。受限于执业药师专业素质不足、精力有限、未掌握有效的沟通技能等原因，很多执业药师未向患者提供真正的个性化药学服务。由于该类工作对沟通能力要求较高，而 AI 难以具有与人类完全等同的沟通能力，故 AI 可辅助执业药师完成个性化的药学服务，如 AI 依靠数据挖掘功能向其提供关于药品使用等基础信息，依靠智能分析功能来科学分析药物治疗计划的可行性、患者疾病与用药的相关性等。基于 AI 的辅助，执业药师主要负责与患者进行药品使用的交流，以满足患者真正的用药诉求。

综上，重复机械性的药学服务可交予 AI 来代替执业药师完成，个性化的药学服务可由 AI 辅助执业药师来开展。

（二）人工智能在药学服务领域的应用模式

我国执业药师长久以来在处方调剂，甚至药品售卖等低价值劳动上耗费了太多时间和精力，且因人类在记忆力、情绪等方面的先天瓶颈，执业药师尚无法有效发挥其服务患者健康的关键职能，而 AI 在数据存储与处理、精准率及情绪管理方面的优势恰好能弥补上述不足。目前来看，AI 在医疗领域发展迅速，如智能医学影像、智能医生、医院信息管理系统（Hospital Information System，HIS）、自动化药房等分别可辅助医院工作者开展医疗诊断、辅助临床决策、辅助信息管理、辅助处方调剂等工作，同时在部分行业领域智能决策支持系统、虚拟助手等技术的应用也已较为成熟，但 AI 在社会药房执业药师提供药学服务的过程中却鲜有融入。本研究首先分析了智能机器人提供药学服务的模式，同时结合其他行业的实践经验就 AI 在药学服务领域的应用模式进行了前瞻探讨。

1. 智能机器人——辅助药学服务

智能机器人综合推荐用药、语音交互、人脸识别、症状分析等功能，是以药品及患者数据为基础，开展用药审核等药物学服务工作并同时进行系统的完善与更新。其运行过程如下：患者通过语音或者文字交流，将自身症状或需求输入系统，系统提取患者档案、进行药物治疗的大数据分析后，将联合用药方案反馈予患者。此外，智能机器人在执业药师端可与药店内的药品数据进行对接，在患者端则可联合手机软件以提供推荐用药后的康复计划、用药提醒等后续服务。

2. 智能决策支持系统——辅助用药决策

智能决策支持系统（Intelligence Decision-making Support System，IDSS）是一种智能型人机交互式信息系统，通过提供背景材料、明确目标问题、完善知识模型、列举可能方案、进行比较分析等，辅助使用者的决策过程[5]。药学服务 IDSS 的客户端是执业药师，可通过系统对网上工作全过程中的监测，提供专业指导，弥补执业药师知识经验的不足。通过构建以药事管理与法规、药品信息、专家经验等专业知识库，共享患者在医院的全面诊疗及用药医疗数据，执业药师在用药指导、药物治疗管理与不良反应监测时，IDSS一旦监测到更优化的信息，能自动提示以供执业药师参考。

3. 虚拟助手——辅助健康宣教及用药监督

虚拟助手属于一种行动代理人软件，通过自然语言模拟人类对话，深层次理解人类需求，以代替人们执行某些任务[6]。以 Duolingo 语言学习软件为例。与 IDSS 类似，该软件运行所需数据主要来源于个体信息及领域知识库，且该软件还设有学习者模型，可学习分析个体信息以不断完善，满足用户个性化需求。该软件运行过程如下：学习者在个人设备上通过语音或文字交流，提出问题或选择学习内容，虚拟助手依据个体及知识库数据，通过学习者模型进行知识推理，生成所需信息并返回给学习者。药学服务虚拟助手的客户端是患者或公众，可通过移动设备软件提供健康宣教与用药监督服务，弥补执业药师无法提供实时服务的不足。患者或公众在个人设备上通过语音或文字交流获得健康宣教，软件进行用药提醒、治疗目标达成程度及常见不良反应发生情况提示后，患者自行评估并反馈以实现用药指导、药物治疗管理与不良反应监测。

（三）影响人工智能与药学服务融合进程的主要因素

AI 与药学服务的融合可划分为技术融合和应用融合两个层次。从技术层面看，我国已实现初步融合，未来具备自主推理和解决问题能力的"强 AI"将实现与药学服务的深度融合。从应用层面分析，AI 将逐渐普及并实现与公众日常购药经历的融合。我国正致力于推进 AI 与药学服务的深入融合，该进程主要受到技术、政策以及法律社会因素的影响。

1. 技术条件决定人工智能融入药学服务领域的技术水平

AI 技术条件主要涉及 AI 核心技术、健康大数据基础以及 AI 高端人才三个方面，我国当前的 AI 技术条件决定了 AI 与药学服务的技术融合尚处于初级水平。AI 核心技术是决定其功能属性的关键，我国已较好掌握了语音图像识别、数据挖掘等技术，但对于自我意识、情绪感知的技术难关尚未突破，故我国 AI 核心技术还停留在未具备自主推理和解决问题能力的"弱 AI"水平。AI 主要依靠大数据挖掘功能来开展药学智能分析，故健康大数据是 AI 开展药学服务的基础。我国健康大数据基础薄弱，存在种类繁杂、质量参差不齐、隐私数据匿名化不足等问题，这将不利于 AI 功能的发挥。归根结底，人才是一切技术得以发展的基础，故推进 AI 与药学服务的技术融合必然需要兼备 AI 研发能力和医药学知识的高端技术人才。由于我国人才引进机制和人才培养机制的不完善，AI 高端技术人才一直短缺，这减缓了技术融合进程。

2. 政策激励人工智能在药学服务领域的深入发展

未来 AI 与药学服务领域的深度融合将大幅度地解放执业药师劳动力和提高工作的效率和质量，故政府出台了利好政策来激励 AI 在药学服务领域的深入发展，比如国家政策先后发布了支持在健康医疗领域开展 AI 应用试点示范，推进 AI 在智能医疗领域广泛应用等的发展规划。一些地方政府也加快部属 AI 发展战略，比如江苏省提出发展智慧医疗的 AI 应用系统和智能机器人的目标。通过利好政策的引导，越来越多具有研发和资金优势的科技企业加入到 AI 产业发展的队伍中，切实地推动了 AI 与药学服务领域的进一步融合。

3. 法律制度及社会接受度影响人工智能技术的普及

监管 AI 的法律制度和公众对 AI 的接受度将对 AI 在药学服务领域的普及产生重要影响。法律制度用于监管 AI 从研发到使用的各个环节，为 AI 所提供的智能药学服务质量提供保障。我国 AI 产业尚处在起步阶段，未形成明确的监管体系，致使我国缺少保障智能药学服务质量的法律制度，不利于其在药学服务领域的普及。此外，一旦社会公众对智能药学服务表达出强烈的质疑和抗拒，则将可能失去对其的普及价值。当代社会公众对智能药学服务的观点呈现出两极分化的趋势，即年轻一代普遍比较信任并希望其能尽快普及，而占社会人口数量较多的中老年人群普遍对其持谨慎甚至抗拒态度，所以增强中老年人群的信任是其得以普及的重要条件。

三、新形势下我国执业药师的职业定位及发展方向

随着现代科学技术的迅猛发展以及法律法规的逐步健全，AI 终将迎来药学服务领域应用的黄金期。就目前而言，AI 应用于药学服务领域的某药师机器人已初步具备症状分析及用药推荐等功能，而未来 AI 将能够基本承接执业药师的一些机械性工作，同时通过智能决策、用药监督等功能释放出执业药师大量的劳动力。基于此，我国执业药师必须进行结构优化调整以应对人工智能带来的挑战。本部分将探讨新形势下我国人工智能的职业

定位及发展方向。

（一）转向提供更具人情味的健康咨询服务

由于患者到社会药房中购买的是健康，药品和药学服务都是工具，执业药师须将眼界放大到健康咨询，才能更好地找到立足之地。另外，AI毕竟不是人，执业药师若不想被替代，则可为患者提供更有人情味的健康指导服务。如未来中国将会迎来老龄化社会，老年人喜欢人情味浓的服务，AI较难取得他们的信任。在这种情况下，执业药师需要以老年人为中心，关心他们的心理需求，通过安慰和鼓励增强其战胜疾病的信心；老年人对健康相关问题的提问，执业药师要以足够的耐心和热忱去解答。

（二）转向提供更专业性、通俗化和个性化的用药指导

缺乏用药指导是导致患者重复门诊、重复住院、药源性疾病发病率和死亡率升高的重要原因之一。未来，AI可通过智能化的用药指导提高执业药师的工作效率，但不能保证患者完全信任。患者通过药店的智能设备获得用药建议后，若不放心采纳或对用药有疑惑，可通过咨询执业药师获得用药指导；对于药品说明书中晦涩难懂的语言，执业药师也可通俗化地讲解给患者，减少患者的用药疑惑、提高依从性；由于患同种疾病的不同人群需区别用药，执业药师还需依据患者实际情况给出个性化用药方案，确保患者合理、安全、有效用药。

（三）转向以人工智能为助手为慢病患者提供全过程药学监护

执业药师不仅是普通患者的用药指导者，更应成为服药较多、治疗周期较长的慢性病患者的药学监护者。根据美国对药源性疾病的调查研究：药师开展药学监护后，每年因药源性疾病而入院治疗的人数从880万人次降至350万人次，死亡人数从19万人减少至7.9万人[7]。未来AI可以虚拟助手的形式通过实时、随身的用药监护来提醒和监督患者用药，而执业药师则可借助AI来监测患者的健康信息，并通过家庭随访、日常沟通互动来了解患者的身体和生活状态，帮助患者发现、解决和预防健康相关问题，优化患者的生命质量。

（四）转向成为创造性解决问题的专业人士

未来执业药师应不仅是碎片化解决患者用药问题的工作人员，更是借助智能管理系统，为患者设计健康方案的专业人士。执业药师的职能范围将不仅局限于医疗领域，还应涉及健身、饮食、生活起居等一系列问题。换言之，其应成为创造性解决问题的专家，而不是被动向患者推销或指导合理用药的普通工作人员。目前，我国执业药师的工作侧重主要是药店的发展，致使其更偏向于制造商业价值，而不是创造性地解决患者的健康问题。但未来AI的普及将会大大减轻人的自利动机，执业药师应审时度势，及时转型，通过创造性工作发挥自身无可替代的职业价值。

总之，从AI的发展趋势来看，执业药师和AI之间很可能是协作关系，而不是替代关系。执业药师将成为创造性解决患者健康问题的专家，而AI则提供解决问题所需要的渠道和证据。但执业药师们面临的现实是在能力和素质还不高的情况下AI已经来临，因此需应抓紧时间提升未来健康管理所需要的知识和技能。

（陈永法　伍琳　陈佳妮　杜婧　顾小茜，中国药科大学）

参考文献

［1］丁世飞. 人工智能. 第2版［M］. 清华大学出版社，2015.

［2］文德仲. 人工智能技术发展历史及其未来技术展望［J］. 科学与财富，2016（6）.

［3］何发祥，刘浩吾. 人工神经网络发展过程中的线性与非线性问题［J］. 自然辩证法研究，1998（12）:26-29.

［4］陈宗海，詹昌辉. 基于"感知-行为"的智能模拟技术的现状及展望［J］. 机器人，2001，23（2）：187-192.

［5］陈翌，于广军，何萍，等. 智能决策支持系统在区域医疗信息共享平台的应用［J］. 中国数字医学，2010，05（11）：10-13.

［6］王萍，石磊，陈章进. 智能虚拟助手：一种新型学习支持系统的分析与设计［J］. 电化教育研究，2018（2）：67-73.

［7］王欣然，章映欢，姚文兵. 我国执业药师终身教育体系的构建［J］. 药学教育，2017，33（01）：1-4+15.

将补充药物纳入药师服务范围：
澳大利亚的经验与启示 ▶▶

一、澳大利亚补充药物使用概况

在澳大利亚，含有草药、维生素、矿物质、营养补剂、顺势疗法和某些芳香疗法制剂的医药产品被统称为补充药物。大部分可以买到的补充药物都是在澳大利亚卫生部所属的药物管理局（TGA）登记注册并由其负责监管。

澳大利亚民众使用补充药物的情况很普遍。根据 2005 年的一项调查显示，68.9% 的澳大利亚人在之前一年中使用过补充药物产品。补充药物的使用在慢性病患者中很常见，并且经常与常规治疗药物同时使用。2014 年，全澳大利亚补充药物的收入超过 35 亿美元，并预计在 2017~2018 年将达到 46 亿美元。社会药房每年有一半以上的收入都来自补充药物。因为消费者可以在药店的非处方药（OTC）柜台自行选购大部分的传统药物用作自我保健，所以如何引导消费者合理使用补充药物成为药师日常工作的一部分。

二、药师在安全使用补充药物方面发挥着重要作用

在确保药物的安全和合理使用上，人们普遍对药师抱有期望，认为他们应该负起"看门人"的责任。包括补充药物在内的任何具有药理活性或可能与常规药物产生相互作用的化学物质，都应该属于药师提供药学专业服务范围。从道德和专业角度来看，药师在推销包括补充药物在内的任何药品时都应当承担责任和义务。消费者和其他医疗保健专业人员都认为药师应该提供有关补充药物的信息。

总的来说，澳大利亚的药师也认为应该在提供关于补充药物的信息和建议方面表现出积极的态度。他们认为，参与到指导补充药物使用中也被视为是药师传统药学服务范畴的合理拓展。目前，澳大利亚一些专业的药房组

织认识到补充药物使用与药房业务和实践的相关性，并开始制定相关路线图和指导性档案来鼓励药师拓展他们的责任和服务，当地两个主要的药学专业团体，澳大利亚药学会及澳大利亚药师协会亦分别制订了药师在补充药物方面的执业指导指南（Pharmaceutical Society of Australia. Complementary Medicines Position Statement, 2015）以及推动相关执业水平提升的路线图（The Pharmacy Guild of Australia. Investigating the integration of complementary medicines）。

最新的一篇综述表明，药师在确保补充药物的安全和合理使用方面主要有 7 个方面的责任，包括：①询问消费者补充药物的使用情况；②了解补充药物的知识；③确保安全、合理地使用补充药物；④记录消费者和患者补充药物的使用情况；⑤上报涉及补充药物的疑似不良药物事件；⑥提供相关教育；⑦与其他医疗卫生专业人员合作[1]。

三、药师在澳大利亚开展补充药物药学服务的阻碍

澳大利亚大多数消费者和药师都认为，药师应该对补充药物知识有所掌握，以便了解药物相互作用，评估相关信息并指导消费者做出正确的决定。然而，澳大利亚的利益相关者们也认为澳大利亚药师关于提供补充药物的药学服务存在一些障碍[2]。

（一）关于补充药物的知识不足

在澳大利亚，药师们将补充药物作为次要选择的行为与他们对补充药物的认识不足密切相关。而缺乏知识的原因则大部分是因为补充药物的重要性在澳大利亚大学里没有得到普遍认可，导致其大学课程中对于补充药物的相关知识占比不足。事实上，近二十年来，药师们一直希望补充药物作为药学培训的一部分，但这项要求还没有得到有效的响应。

（二）对补充药物的重视不足

很多药师认为补充药物是次要选择，而将其更多作为普通的零售产品看待。一些药师可能过分怀疑补充产品的安全性和有效性。由于补充药物可以通过其他零售渠道获得，药师对承担确保补充药物安全和合理使用的最终

责任会比较担忧。并且，一些药师也缺乏与消费者沟通补充药物的技巧和素质。

（三）缺乏研究技能

一般来说，药师缺乏鉴别高水平的研究或批判性地解释研究结果的能力。具备解释有关补充药物安全性和有效性证据的分析能力是非常重要的。但利益相关者们担忧澳大利亚的药师是否真的知道有关补充药物的证据的含义，以及他们是否能够充分理解现有的科学证据。

（四）补充药物缺乏有效性和安全性的证据

根据澳大利亚补充药物的监管体系，大多数补充药物是上市产品，这意味着它们受到监管机构的严格评估或是质量和安全性的检验，但这其中并不包括有效性的检验。虽然大多数参与者认为现在存在一些证据支持某些补充药物具有改善健康的功效，但这些证据通常不完整。如果没有充分证明和理解补充药物的有效性，药师很难以负责任的方式提供有关补充药物的信息。

（五）缺乏可靠的信息和支持渠道

目前，药师缺乏关于补充药物的可靠信息和资源。药师没有可以容易地获得补充药物信息的渠道。但事实上，一些补充药物已经开始被列入到一些权威指南中，例如澳大利亚医学手册和澳大利亚药剂学手册。在澳大利亚药物协会推荐的补充药物参考清单中，也有两个基于循证基础的补充药物使用指南。此外，尽管补充药物信息有时难以获取并且成本高昂，但药师在获取这些信息的积极性上仍显不足。

（六）缺乏时间

澳大利亚的药师在社会药房中已经忙于配药等各种工作。市场中又在不断地推出新的补充药物产品，所以药师很难有富余时间去获取和掌握最新的关于补充药物的信息，也就更难去为消费者提供补充药物的药学服务。

（七）消费者对补充药物的认识存在误解

对许多消费者来说，他们关于补充药物的主要信息是来源于广告资料和家人朋友的口述。同时，他们对补充药物的安全性和有效性的假想，对监管机构、补充药物行业和药房的信任使得消费者轻易地认为或误解所有补充药物都是安全的，所以不再需要向药房咨询。因此，改变消费者的既有观念也是药师在提供补充药物药学服务时面临的一个重大挑战。

（八）缺乏明确的角色定位

目前在澳大利亚的法律和规范中，还没有明确地定义药师对补充药物的具体职责。对药师在补充药物中缺乏明确的角色定位意味着权责不明，以及因此可能引起的潜在后果，这自然也阻碍药师提供补充药物药学服务的积极性。

（九）缺乏与医生的专业沟通

许多医生对补充药物的安全性和有效性不确定，并强烈建议患者不要使用这些产品。医生不支持患者使用补充药物也是患者不公开使用补充药物的主要原因之一。药师销售或推荐没有证据支撑的补充药物会被视为不专业的表现。这种看法很容易让药师不愿意与医生交流病人使用补充药物的情况。

四、改善药师开展补充药物药学服务的实践

面对上述的障碍，澳大利亚的利益相关者也开始采取相关措施以改善药师提供补充药物药学服务[3]。

（一）将补充药物纳入药师的教育

教育被认为是改善药师在补充药物的服务方面的核心。随着对这些产品的咨询增多，药师需要积极主动地接受关于补充药物的教育并提高他们的专业知识和信心。通过这些教育和培训，药师们不仅会更专业，还会获得额外的经济效益。如果药师能够表现出他们对补充药物有很好的理解，那么消费者更可能向他们寻求专业指导并购买补充药物。

澳大利亚各利益相关者都强调将补充药物纳入本科药学教育的重要性。这被认为是确保药师能够以相同的态度对待补充药物和常规药物的关键。至少，本科课程应覆盖最为常见的补充药物，使得药学毕业生具备常见补充药

物有效性和安全性的知识。此外，另一个本科药学培养的重要方面是提高研究和分析的能力。随着时间的推移，知识总是在不断更新，学生在大学里学到的东西也会随之改变。因此，药师们在尝试向消费者提供专业建议时，拥有独立选择、过滤和解释准确信息的能力至关重要。目前相关的信息和发表的文献数量很庞大，有时可能会产生误导。因此，药师们需要具备检索文献的能力，他们需要学会解释研究结果，确定临床研究的质量，并定期重新阅读文献以确保信息的准确性。

此外，在实习培训中也应该强调有关补充药物的继续教育。因为在实习的过程中，药学院毕业生们可能会接触到很多与补充药物有关的问题和案例。

（二）明确界定药师在补充药物服务中的作用

澳大利亚各界都认同明确定义药师在补充药物服务中的作用将对药师的服务标准产生重大影响。此外，这个做法对于制定和实施必要的药师教育计划和实践指导方针至关重要。因此，在澳大利亚药师协会的组织下，相关部门正在逐步推动相关标准的制订。

（三）药房雇佣自然疗法专家

澳大利亚每5家药店中就有1家雇佣自然疗法专家（naturopath）。三分之二的消费者对药店拥有自然疗法专家提供商品信息非常满意。在药房雇佣自然疗法专家意味着药师可以尽他们所能提供药学服务。

（四）建立可靠、易于访问的信息数据库

澳大利亚药师需要获得可靠的资源，以协助他们提供有关补充药物的信息或建议。药师和公众都需要详细了解关于补充药物的质量控制，安全性以及当前的有效性和安全性数据（包括药物相互作用）的情况，以便做出明智的决定。一个管理良好的数据库是获取补充药物信息的首选来源。澳大利亚卫生部所属的药物管理局（TGA）可以审查补充药物包装上的产品信息，包括预先评估的重要信息，便于药师和消费者参考。这将有助于药师和消费者更好地了解适应症、预防措施和潜在的药物间相互作用。

（五）鼓励补充药物的研究

鼓励药师发掘补充药物功效和安全性的高质量研究。然而，为确保此类项目能够行之有效地进行下去，对于从这些研究中产生的知识产权和资料受到保护至关重要。这些研究的结果可以丰富信息资源，完善信息数据库，从而为药学服务者提供说明。

（六）与医疗专业人员之间的合作

鼓励药师和医生就补充药物使用的患者进行专业的沟通，这可能有助于公开更多补充药物使用。

（七）提供消费者教育

在补充药物的合理使用上，消费者的教育也很重要。澳大利亚的公众需要更全面地了解补充药物是什么以及目前监管流程的局限性。消费者教育可以解释补充药物与常规治疗之间的一些常见或更严重的相互作用，并鼓励消费者向医生、药师和补充药物从业者披露所有药物的使用情况。

展望未来，随着补充药物药学服务与专业药学服务的标准和内容逐渐趋于一致，两者之间的联系会更为深入。澳大利亚药师需要在确保补充药物的安全使用和合理使用方面扮演一个积极主动的角色。并且，利益相关者需要合作来战略性地规划如何扮演好这一角色，这种合作将有助于规划该角色的发展。

五、对中国的启示

澳大利亚将补充药物纳入药师服务范围的经验值得中国借鉴。尽管传统中药已成为中国卫生体系的重要组成部分，并且中国人有使用中药的传统习惯，但在中西医或者中西药的患者指导和教育方面却并没有专业的服务标准。为了指导患者并确保他们安全和合理使用中西药，中国药师需要了解补充药物与药学服务层面的不足之处，清楚应该做什么、谁可以帮助他们履行专业义务，以及履行这些责任需要采取的行动。药学组织、大学、政府、药房经营者和药师之间的合作，以及教育、信息资源、行为准则和证据基础将支持药师满足患者期望并尽到他们的责任。

其次，区分中西药结合使用与中西药并用。前者不是随机选择，而是有足够证据支持以优化临床结果或减少治疗风险。后者则是指将中药和常规药物一起使用作为文化习惯或个人习惯的一部分，而不考虑是否有这样使用的循证理由。在合并用药和中西药结合之间，应该有适当的研究证明并支持它们的合理使用。

此外，中国的药师应该像其他国家的药师一样，清楚自己服务的重点是什么。药师需要始终确保药品的品质、安全。虽然中西药结合的证据依然不足，但药师有能力收集这方面的数据和信息，甚至参与到这些研究，为中西药结合做出贡献。

吴霭琳[1]　郑婷匀[1]　姚东宁[1]　Joanna Harnett[2]　胡豪[1]

（澳门大学中华医药研究院[1]，悉尼大学药学院[2]）

参考文献

[1] Ung COL, Harnett J, Hu H. Community pharmacist's responsibilities with regards to Traditional Medicine/Complementary Medicine products: A systematic literature review [J]. Res Social Adm Pharm. 2017; 13: 686-716.

[2] Ung COL, Harnett J, Hu H. Key stakeholder perspectives on the barriers and solutions to pharmacy practice towards complementary medicines: an Australian experience[J]. BMC Complement Altern Med. 2017; 17: 394.

[3] Ung COL, Harnett J, Hu H. Development of a strategic model for integrating complementary medicines into professional pharmacy practice [J]. Res Social Adm Pharm. 2018; 14(7):663-672

美国社会药房"互联网+"发展概况及其启示 ▶▶

我们可以想象这样的场景：患者通过远程问诊终端，与互联网医院医生进行远程问诊，医生为患者开具电子处方并实时传输到社会药房，执业药师对处方进行审核并提供专业的药学服务；患者通过网上药店，在线进行药品费用结算，并由就近的定点药房配送上门，或者选择到就近的定点药房进行取药；慢病患者通过社会药房移动医疗 App，在慢病患者个人基础健康监测数据的基础之上，借助于人工智能获得药物治疗管理、用药提醒、药学咨询、运动饮食等一系列健康服务……

在互联网创新成果与经济社会各领域深度融合的背景下，这样的场景目前在美国社会药房已渐趋成熟，而我国部分社会药房也处于探索和初步实践阶段。2015 年 11 月，《国务院关于积极推进"互联网+"行动的指导意见》提出，推广"互联网+"在线医疗卫生新模式。2017 年 2 月，《国务院办公厅关于进一步改革完善药品流通使用政策的若干意见》提出，引导"互联网+药品流通"规范发展，支持药品流通企业与互联网企业加强合作，推进线上线下融合发展，培育新兴业态。在"互联网+"国家战略背景之下，医药分开、电子病历、商业保险等语境之下，社会药房由传统的线下交易的服务模式转向线上线下相结合的健康服务中心已成为社会药房未来的发展趋势。

一、美国社会药房"互联网+"发展概况

（一）CVS、Walgreens 基本情况简介

美国实行较为彻底的医药分开政策，社会药房是最重要的处方药销售终端，并具有高度的行业集中度。西维斯健康公司（CVS Health Corporation，简称 CVS）和沃尔格林博姿联合公司（Walgreens Boots Alliance，简称 Walgreens）是美国大型零售连锁药店和医疗保健公司，2016 年 CVS 和 Walgreens 分别占全美药品零售市场份额的 38% 和 19%[1]。目前 CVS 和

Walgreens 的业务范围主要包括以下几个方面：

第一，药房。CVS 目前共有 9600 家药房，拥有超过 7000 万忠诚卡持有人，全美每 5 张处方中就有一张由 CVS 药房调剂，76% 的美国民众居住在 CVS 药房 8 公里范围内；Walgreens 药房目前在美国共有 9800 家药房，同样有 76% 的美国民众居住在 Walgreens 药店及其便利店 8 公里范围内。

第二，特殊药房。CVS 特殊药房专为患有慢性或遗传性疾病的个人提供专业的药房服务，而这一群体往往需要复杂和昂贵的药物治疗。Walgreens 特殊药房主要销售用于治疗慢病、罕见病或者复杂病症的特种药物，如癌症、溃疡性结肠炎、囊性纤维化、丙型肝炎、艾滋病、生育能力等疾病。

第三，诊所。CVS 目前拥有 1100 多家分钟诊所（Minute clinic），其在 CVS 药房内部进行运作，是目前美国最大的免预约医疗诊所；Walgreens 同样在其药房内开设健康诊所（Take Care health clinics），为患者提供基本的、便利的医疗服务。上述诊所的医生均无须患者提前预约，患者可以直接走进诊所，告诉病情后即可获得医生的诊疗服务。主要包括：疫苗注射、健康体检等预防和保健服务，流感、咳嗽等常见病治疗，哮喘、糖尿病、高血压等慢病管理。

此外，CVS 医药福利管理公司（Caremark）还可以提供全面的药品福利管理（Pharmaceutical Benefit Managers，简称 PBM），主要包括协助制定药品福利计划、处理药品赔付申请、审查处方药以及发现并防止药物的相互干扰作用、制定鼓励使用低成本的通用名药和品牌药的计划、开展药品邮寄服务等。

（二）CVS、Walgreens "互联网 +" 发展概况

目前 CVS、Walgreens 在互联网运用方面，主要体现为以下五个方面[2]：

第一，网上药店。网上药店（online pharmacies）是指依法建立的，能够实现与消费者在互联网上进行医药商品交易的电子虚拟市场，其主要功能是网上药品零售和在线药学服务。1998 年世界上第一个网上药店 Drugstore.com 在美国率先成立，其主要销售处方药、非处方药以及日常生活用品等。随着网上药店快速发展，美国 FDA 在其官网设置专门区域来规范并指导民众如何

利用互联网来购买药品[3]。CVS 和 Walgreens 的网上药店发展也起于 20 世纪 90 年代后期。1999 年，CVS 收购网上药店 Soma.com，将其更名为 CVS.com，经营范围包括药品以及奶粉、婴儿用品、零食饮料等生活用品。药品方面，主要面向需要长期服药的慢病患者。1999 年，Walgreens 也开始运营其网上药店 Walgreens.com，为消费者提供便利的药品和健康护理产品服务。

整体而言，CVS 和 Walgreens 网上药店经营策略主要体现为以下三个方面：①产品方面，采取多元化的经营策略，在以处方药为主的基础之上，还提供非处方药、化妆品、健身器械、新鲜蔬果等其他产品；②价格方面，根据药品购买数量、药品组合等实行差异化的定价策略，所售药品价格一般比实体药店的价格低；③服务方面，网上药店可以为患者提供在线健康咨询服务，如 CVS.com 网站增加互动咨询模块，患者只需点击网站主页的药品信息中心（Drug Information Center），即可打开对话框，输入药品名称便可查询药品的具体信息。患者还可使用药品交互性检查功能、创建处方单以及鉴定药品等。此外，消费者可以在网上药店下单，然后到实体药店取货。对于大件产品，实体药店也可以送货到门。

第二，移动医疗 App。移动医疗 App 是提高产品服务质量、增加客户粘度的重要方式之一。CVS、Walgreens 的移动医疗 App 均实行虚拟药店布局，其功能基本相似，主要包括处方管理、医疗服务、文件与医保卡扫描、照片清洗、诊所定位等功能模块，每点击一个模块，App 便会自动弹出相应的功能指示。App 中具有一个最为人性化的实用性功能就是药品提醒功能，该功能既可以根据多种药品服用的时间差异，推出用药同步的提醒功能，也可以指定患者家属接受用药信息，以提醒患者及时用药从而提高其用药依从性；此外，App 还提供一系列简单的医疗咨询服务，包括：药品信息服务，患者通过药品标签扫描或者输入药品特征信息，App 可以提供该药品的名称、功效、相互作用、价格等具体信息，同时还提供处方药的续订功能；医疗信息咨询，App 提供相关诊所的地址、就医保险报销类型、诊所服务功能等功能。

第三，远程医疗。远程医疗结合问诊终端、互联网技术、医疗专业技术等，让医生可以与患者远距离互动，达到疾病诊疗的目的。2015 年 8 月，CVS 与美国三家远程医疗公司建立合作关系，并在 6 个州试点远程医疗服务。

其中，患者通过 CVS 诊所内的视频访问终端（Minute Clinic Video Visit）与在线医生取得联系，由在线医生评估患者的病情并根据循证临床指南确定适当的治疗方案。对于需要处方作为其治疗计划一部分的患者，医生则将处方提交给患者首选的 CVS 药房。如果患者需要进行后续的诊疗或者检查，医生则可建议患者寻求其社区内医疗保健提供者的帮助，如 CVS 诊所内的医生[4]。据 CVS 研究表明，95% 的患者对接受 CVS 远程医疗的服务质量感到非常满意，且 95% 的患者在使用远程医疗服务以及整体远程医疗体验中对其提供的便利性感到满意[5]。2018 年 8 月，CVS 正式在其移动医疗 App 程序上推出远程医疗，该服务 24 小时提供，视频访问费用为 59 美元 / 次。目前主要在 9 个州提供服务，预计 2018 年底可在全美范围内使用。与 CVS 类似，2015 年 Walgreens 开始推行远程医疗业务，目前 33 个州的患者可以通过 Walgreens 移动医疗 App 与在线医师进行远程问诊，医生可以全天候为患者提供耳部感染、喉咙疼痛、皮肤疾病等常见问题的治疗，App 上也会显示患者每次平均需要等待的时间以及问诊费用。如有必要，医生也可以为患者出具处方[6]。目前美国大部分医疗保险不支持上述远程问诊的报销。

第四，电子病历。电子病历是以电子化的方式管理个人终生健康状态和医疗保健行为的信息，可用于取代传统的纸本病历，电子文件内容可以包含医师的诊疗纪录、护理人员的护理纪录、检验检查报告及影像等。据一项针对电子病历使用的调查显示，2016 年全美超过 91% 的受访医师表示正在使用电子病历，其中 Epic 公司的电子病历使用率高达 28%[7]。目前 CVS、Walgreens 已在其药房、诊所中引入 Epic 电子病历，Epic 电子健康记录平台可以实现 CVS、Walgreens 与更多健康服务提供者共享患者的电子病历数据，患者在药房、诊所就诊取药时，CVS、Walgreens 的执业药师、医师及护理人员等便可对患者的治疗情况进行详细、全面地回顾，从而为患者提供更为精准的医疗服务。

第五，人工智能。互联网服务的发展使 CVS、Walgreens 掌握了海量的患者健康、医疗卫生等基础数据，而以沃森（Watson）为代表的预测性分析和"认知计算"运用到健康产业是美国人工智能发展的最近趋势。2015 年 7 月，CVS 宣布与 IBM 建立合作伙伴关系，利用 IBM 超级计算机沃森的预测分析技术对 CVS 的患者健康资料进行分析，协助医生早期发现并预防慢性病的恶化。由于高血压、心脏病、糖尿病和肥胖等慢性病是美国民众致死致残的主要原因，Watson 和 CVS 的合作重点侧重于慢病管理，双方将利用 Watson 的自然语言处理能力，以协助医生和执业药师从多个信息源角度来掌握了解患者的健康情况，包括病历、用药记录、医保报销、移动应用、健身设备等，并根据上述信息作出相应的医疗建议[8]。

二、我国社会药房"互联网 +"发展趋势展望

（一）配套政策的完善

医药分开、电子病历、处方药网上销售、药房专业化等是 CVS、Walgreens "互联网 +" 得以发展的基础条件，也是我国当前社会药房面临的主要障碍。一是我国医药尚未完全分开。目前我国虽采取多种形式推进医药分开，禁止医院限制处方外流，但医院仍占我国处方药销售最为重要的市场终端。二是医药行业信息系统难以共享。目前我国医院的电子处方信息与社会药房的药品流通信息难以实现互通，社会药房难以实现患者原始病历的回顾。三是处方药线上销售存在障碍。目前我国暂不允许互联网药品经营者凭处方销售处方药，且处方未有标准化、规范化的辨别方法和管理模式。四是社会药房专业化服务能力有待提升。我国执业药师整体服务能力与以用药安全为中心的药学服务尚有差距。社会药房"互联网 +"的推进不单纯为互联网技术的运用，而需要在外部政策环境下予以相应的配套。

（二）B2C+O2O 模式的融合

目前我国社会药房"互联网 +"发展模式主要包括两类：一是 O2O 模式（线上到线下）。企业运用互联网新技术迅速抢占个人用户的移动终端市场，如阿里健康、京东健康、叮当快药等企业培育用户线上支付、线下使用的购药习惯。二是 B2C 模式（企业对顾客），分为第三方 B2C 平台和自营 B2C 平台，前者如天猫医药馆、一号店、八百方；后者如益丰、华佗、海王星辰、老百姓、九洲大药房等实体药房推行的网上药店，在向患者售药的同时提供健康咨询、用药提醒、资源共享等服务。在互联网时代，用户使用终端呈

现出多样化的趋势，需要开展全渠道经营，多方位接触不同用户，而 CVS、Walgreens 通过网上药店、手机医疗 App 等线上渠道，结合药房、专业药房、诊所等线下实体门店，满足了用户的多场景需求。我国社会药房的升级模式可尝试为将实体零售逐渐优化成"实体 + 智能"的"数字店铺"，最终变成以移动互联网为主的线上线下全渠道的"B2C+O2O"的整合模式。

（三）社会药房"互联网 +"的切入点

1. 互联网医院远程医疗 + 社会药房

CVS、Walgreens 的诊所以及远程医疗为我国社会药房获得外流处方提供了思路，而我国"互联网医院远程医疗 + 社会药房"已在相当一部分社会药房中予以实践。2016 年 4 月，首批百余家乌镇互联网医院药店接诊点正式落地。在乌镇互联网医院在线医疗服务和远程会诊服务平台的强大依托下，合作药房正式升级为"药房 + 诊所"。乌镇互联网医院将线上优质医疗资源下沉到药房，将药房从传统的药店零售，升级为预约挂号中心、电子处方中心、检查检验中心和远程会诊中心。据调查显示，接通互联网医院后，68.49% 的药店处方增量在 10%~30%，24.66% 的药店处方增量在 31%~60%，5.48% 的药店处方增量能达到 61%~90%，1.37% 的药店处方增量能达到 90% 以上[9]。目前类似平台还有九州通网络医院、广东省网络医院 – 友德医、富顿的微问诊、思瑞的药云医、西南互联网医院、好大夫的银川互联网医院等。

2. 移动医疗 App+ 慢病管理

慢病管理是目前社会药房转向健康服务中心的重要切入点，而社会药房慢病管理需要更为专业的互联网技术支持，不管是慢病患者本身的病程信息收集、分析和管理，还是一般的会员管理，都需要药房能适时使用数字化互联网等技术手段，以大数据的思路来洞察患者需求及匹配相应的服务能力。社会药房可引入目前互联网慢病管理的相关 App 终端（药房版、个人版等），共同打造慢病管理的药品、医疗器械、App、后台数据库、云端平台的整套系统。患者通过智能硬件进行慢病指标检测后，数据会同步显示在仪器和慢病 App 上，并上传到后台数据库。经过对患者历史健康档案分析与药房产品的综合比对后，社会药房药师可以为患者提供个性化的慢病服务。除了推送个性化营养方案和风险预警，还可以筛选并发症高危人群，由慢病专员进行回访，提供用药建议。

（喻小勇　田侃，南京中医药大学）

参考文献

［1］中国产业信息网.2017年美国连锁零售药店市场发展现状及未来发展前景分析[EB/OL]. http://m.chyxx.com/view/598520.html，2017-12-29.

［2］宁亚楠.CVS公司如何玩转互联网＋[J].企业管理,2016,（4）:59-61.

［3］Orizio G, Merla A, Schulz P J, et al. Quality of Online Pharmacies and Websites Selling Prescription Drugs: A Systematic Review［J］. Journal of Medical Internet Research, 2011, 13(3): e74.

［4］CVS Health.CVS Health's Minute Clinic Introduces New Virtual Care Offering［EB/OL］. https://cvshealth.com/newsroom/press-releases/cvs-healths-minuteclinic-introduces-new-virtual-care-offering, 2018-08-08.

［5］Polinski J M, Barker T, Gagliano N, et al. Patients' Satisfaction with and Preference for Telehealth Visits［J］. Journal of General Internal Medicine, 2016, 31(3): 269-275.

［6］Walgreens. See a Doctor Virtually with MDLIVE［EB/OL］. https://www.walgreens.com/topic/pharmacy/virtualdoctor.jsp.

［7］Medscape. Medscape EHR Report 2016: Physicians Rate Top EHRs［EB/OL］. https://www.medscape.com/features/slideshow/public/ehr2016#page=2, 2016-08-25.

［8］PMDA.What can health care companies learn from Walgreens and IBM?［EB/OL］. http://pacificmds.com/medical-billing-services/what-can-health-care-companies-learn-from-walgreens-and-ibm/, 2015-04-14.

［9］杨剑英.七成药店无互联网医院［J］.中国药店，2018：12.

处方外流平台发展现状及其
管理问题探讨 ▶▶

    自从2015年发布《国务院办公厅关于推进分级诊疗制度建设的指导意见》以来，国家一直在积极推进分级诊疗[1]。面对医疗资源分配不均、三级医疗机构人满为患、药价居高不下、医保费用支出日渐增加等问题，明确各级各类医疗机构诊疗服务功能定位成为重要课题。随着2017年以来对公立医院的改革，"两票制"、医保控费、药品零加成和控制药占比等措施的实施，促进公立医院减弱对药品利润的依赖，加强医学技术和药事服务的水平提升。公立医院改革将会导致处方外流，利用互联网＋医疗健康对解决以上突出问题有绝对优势。在公立医院、处方外流平台、社会药房三者之间的互生互补作用，实现为患者解决常见病的诊疗、慢性疾病复诊和续处方问题[2-4]。

    在国家政策指导下，各地政府纷纷出台政策鼓励远程诊疗、电子处方和信息处方共享平台的建设。利用"互联网＋"的先天优势，实现信息的共享，整合医院、"互联网＋"、基层医疗与社会药房等机构，发挥各个环节的作用，开展远程诊疗，实现健康档案、检验报告、电子病历、电子处方等医疗信息共享，解决医疗资源不对称、医疗资源浪费等问题。鼓励处方共享，缓解医院药占比、医保费用的压力，敦促社会零售药房加强专业性。本文汇总分析了诸如微医、思瑞、微问诊、易复诊等平台的特点，结合我国医疗、医保、医药的市场发展和政策情况，归纳总结了两种正在开展的适合处方外流的平台模式。

一、处方外流平台模式与发展现状

    针对目前医药分开的总体要求，为了解决医疗资源分配不均、三级医疗机构的压力、社会零售药房的专业度不足等重要问题，发展"互联网＋"医疗健康服务成为缓解诸多问题的可行性优势方案。在分级诊疗的趋势下，处方外流平台建设关系到医疗资源分配、医保费用管控和药品相对独立运作。经过全国多家互联网企业、医疗机构、零售药房等各方实践，探索出了两种适合处方外流的平台模式，分别是：依托医疗机构建设远程诊疗平台，医疗机构、平台、社会药房共建信息处方共享平台。

（一）依托医疗机构建设远程诊疗平台

远程诊疗平台的建设主要是为了满足医疗资源分配不均、社会零售药房专业性差等问题。特别是在地域广阔的边区，重大疾病的就诊、复诊极其困难。可以通过远程诊疗系统的建设，满足患者的初步诊疗、慢病复诊、常见疾病的问诊等需求，缓解当地医疗机构医生、医疗资源匮乏的局面。对于社会零售药房，在出售处方药时索取处方困难，监管风险巨大，专业性不足导致顾客对其信赖度降低，使本应在社区解决的常见疾病人群涌入大型医院。远程诊疗平台在社会零售药房的使用可以降低非法出售处方药的风险，使顾客在社区即可享受良好的诊疗资源和药师服务。远程诊疗平台有微医、微问诊、思瑞等，也有零售药房、医疗机构共建的远程诊疗平台，目前已覆盖数万家零售药房。对于家庭医生资源匮乏的当下，可以利用远程诊疗平台实现家庭医生的签约、服务、考核评价、付费与激励等。建立"互联网＋"医疗健康家庭医生制，能缓解大型医院的压力，将常见病、慢性病和家庭健康护理在远程问诊平台上分流。

目前主流远程诊疗平台的建设，以实体医疗机构为主体，搭建远程视频问诊、远程音频问诊、共享患者病历、共享健康档案、处方可外流的平台。医疗机构分享出独具优势的医生资源，通过平台接入到基层医疗机构和社会零售药房，患者通过远程问诊方式进行大病初步诊断、慢性病复诊、慢性病续处方、常见疾病诊疗，实现医疗资源的合理配置。整个平台内的患者病历、健康档案等信息均可共享，避免了医疗资源的浪费，医生在以上信息的基础上进行问诊，开具电子处方，由药师对处方进行审核，审核通过后可以发送给患者使用，患者凭处方由药师调剂药品。逐渐探索通过远程问诊平台实现家庭医生网络签约，患者可以在签约前查看医生的评价与服务数量、质量，签约后医生可以查看该患者在平台上的所有健康档案，便于诊治和掌握患者的健康状况。远程诊疗平台的建设，实现了远程问诊、健康管理、检查结果信息互通互认、处方开具和流动、药事服务的全链条闭合，整个过程均在药品监督管理部门、卫生管理部门的监管之下。依托医疗机构建设远程诊疗平台流程见图1。

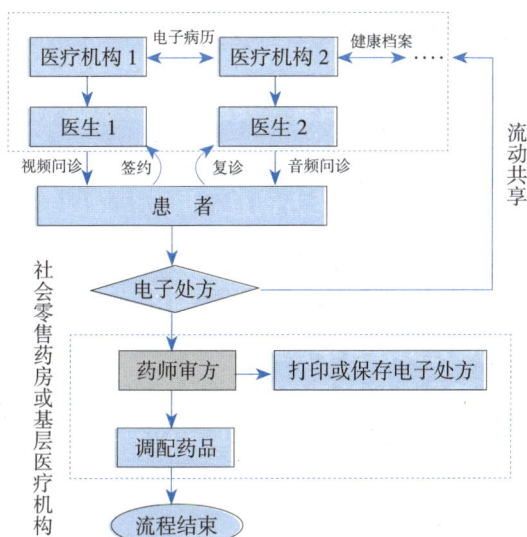

图1　依托医疗机构建设远程诊疗平台流程

（二）医疗机构、平台、社会药房共建信息处方共享平台

在全面实施"两票制"、零加成、控制药占比、医保费用控制等举措之后，加速了医药分开。医药分开使医疗机构更加注重医学技能服务，使药品承接方更能发挥药事服务的能力。"两票制"和一致性评价的开展，提升药品质量和减少中间环节降低药品价格同步实施，使药品的质量、价格都得到有效管控。公立医疗机构零加成与降低公立医疗机构药品占比的实施，弱化了公立医疗机构的药品盈利功能，对合理控制医保费用支出有一定的作用。一系列的政策开展之后，谁来承接医院处方外流和药品配发成为主要问题。在一段时间内，全国各地纷纷出现企业托管公立医疗机构药房的事件。虽然此事在表面上缓解了公立医疗机构的压力，但此行为存在涉嫌垄断和利益输送的可能。

2017年广西梧州在国内首家建设并开始使用医疗机构、平台、社会药房三者共享处方的平台，这就是被称为"梧州模式"的处方共享试点。广西梧州市卫计委与易复诊平台启动了全市处方信息共享体系的搭建，全市21家二级及二级以上医院与近百家药店共同接入处方信息共享平台。信息处方共享平台与远程问诊不同，它是以患者为核心，在政府卫计委、药监、社保等部门的政策支持下，联合医疗机构、社会药店共同建设的信息处方共享平台。该平台能实现医疗机构处方信息、医保结算信息和药品零售销售信息的互联互通、实时共享。此外，平台可直接连接医院 HIS 系统（Hospital Information System），在医院诊疗后，医生根据对患者的诊疗开具处方，患者可自主选择院内或者院外药房取药。平台将处方信息、取药信息以短信的形式立即推送给患者，让患者完全自由选择到任一家平台药店进行购药，药店核验患者处方信息，打印处方并调剂售卖药品给患者。短信内还为患者推荐合作药店的信息，便于顾客找到最近的社会零售药房。

除了易复诊外，其他各地医药经营企业、医疗机构纷纷探索处方共享模式，如上海医药集团、重庆医药集团纷纷与当地医疗机构探索处方共享模式。医疗机构、平台、社会药房共建信息处方共享平台流程见图 2。

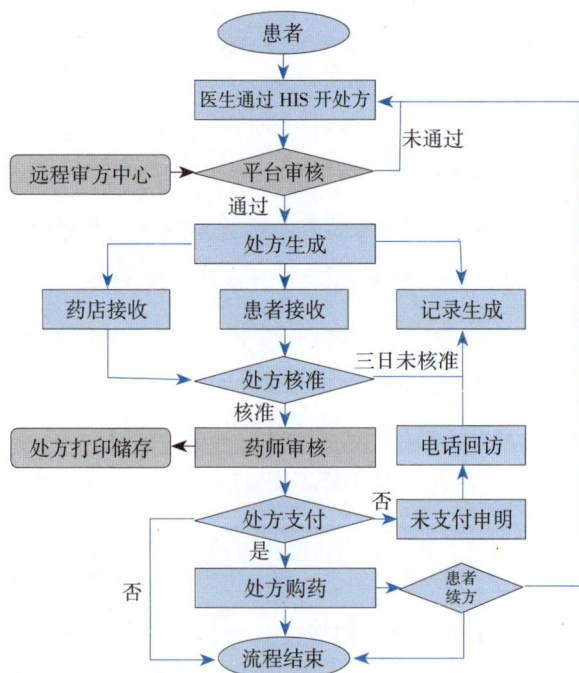

图 2　医疗机构、平台、社会药房共建信息处方共享平台流程

二、处方外流平台的发展对社会药房和执业药师的影响

处方外流平台的建设使用和发展，促进了医药分开，不仅对公立医疗机构的药占比有控制作用，特别是对社会药房的定位与其在医药环节中的作用均发生了重大变化。同时，在处方外流过程中，执业药师的角色也发生了渐变。

（一）处方外流对社会药房的影响

两种处方外流平台模式的开展，将使社会药房承接两个方面的作用：基层健康管理和医院处方药承接与配发。要求社会药房往专业化方向倾斜，打破只为患者提供常见病用药的模式。做到患者常见病、慢性病问题在社会药房解决，建立健全健康档案，衔接好网约家庭医生服务，提供便捷、安全的处方外流取药服务。在功能定位转变的同时，社会药房在整个药品销售中的占比将大幅提升。临床治疗药物在社会药房的销售授权问题是亟待突破的关键因素。由于生产企业产品渠道管控，将药物仅投放于医疗机构，这是对社会药房的极大挑战。只有生产企业与社会药房双方转变思维、加强协作，才能将临床治疗药物投放于合适的零售渠道。目前绝大部分社会药房仅能使用基本医疗保险基金个人账户进行支付，无法满足全面开展利用社会统筹基金进行支付，在处方外流中与医疗机构的医保支付方式不对等会影响处方外流的落地实施。处方外流对社会药房的计算机信息系统要求进一步提升，要求满足处方外流的信息传输、患者健康档案信息管理、健康信息追踪等内容。处方外流的药品很多为冷链药品，对社会药房的运输、贮存、配送都提出了更高要求。只有满足了冷链药品的条件，才能保障药品的安全有效。处方外流对社会药房的经营各个方面提出了更大的挑战，往专业化方向转型，承担更多的基层健康管理责任。

（二）处方外流对执业药师的影响

对于一般社会药房，执业药师更多的工作是药品经营质量管理、处方审核调配。但在处方外流过程中将进一步充分发挥审核处方、处方调配、健康管理、用药指导等多方面的作用。执业药师通过远程诊疗、处方共享平台可

审核医生开具的处方，并通过平台与医生及时沟通处方中出现的问题。引导患者签约家庭医生，对于在平台建立健康档案患者，可定期干预患者的安全用药、健康生活，提升健康生活质量、延长生存寿命。执业药师在线可以同时审核多家社会药房的处方，又可以解决社会药房执业药师不在岗、未严格执行审方制度的问题，确保用药安全，对于缓解现阶段执业药师缺乏有一定的意义。

处方外流到社会药房，能促进医药分开，使执业药师的专业化和药事服务水平提升。强化执业药师在药品零售环节中的服务水平，促进患者对药师的信任度提升。

（三）处方外流有待解决的问题

目前处方外流缺乏相关标准，各个地方在政策指导下纷纷开展试点，为保障安全与落地实施，应尽快建立远程诊疗、处方共享与 DTP 药房（Direct to Patient）相关的人员规范、服务规范、操作规范、信息系统规范等。

三、风险与管理问题探讨

通过"互联网＋"医疗健康模式实现了医疗资源合理配置、医药分开，为医疗机构缓解诊疗压力、降低药占比，发挥基层医疗机构和社会零售药房在分级诊疗中的关键作用。但是益处与风险并存，必须要加强对风险环节的管控，避免出现重大事故。

（一）确保数据信息安全

整个过程涉及到患者的健康数据和个人隐私，为了避免被非法泄露、买卖或做犯罪使用，必须从法规上保障整个数据信息的安全。国家需进一步加强对该领域的立法建设。严格执行信息安全和健康医疗数据保密规定，建立完善个人隐私信息保护制度，严格管理患者健康档案、病历、处方信息、基因数据等，对非法买卖、泄露信息行为依法依规予以惩处。医疗机构、互联网医疗平台、处方外流平台使用者应定期开展信息安全隐患排查、监测和预警。通过技术加密、电子签名认证、服务器数据管理等多种方式确保诊疗医生的真实合法性、诊疗过程的可追溯性、诊疗结果的可靠性、数据的安全性。

（二）加强医疗质量监管

国家建立健全互联网诊疗行为的管理办法，在放开限制的同时加强监管，重点加强事中事后监督，确保医疗健康服务质量和安全。为了确保诊疗医生的合法性、诊疗过程的可追溯性、诊疗结果的可靠性、数据的安全性，应推进网络可信体系建设，加快建设全国统一标识的医疗卫生人员和医疗卫生机构可信医学数字身份、电子实名认证、数据访问控制信息系统。为了防范、化解医疗风险，应建立医疗责任分担机制，推行在线电子协议同意制管理。

互联网医疗健康服务平台等第三方机构应当确保提供服务人员的资质符合有关规定要求，确保诊疗水平，严格审核医生的合法性，对诊疗过程进行留痕管理实现可追溯性，严格保证诊疗结果的真实性、可靠性。确立医疗机构、医生对所提供的服务承担相应责任。

强化实施互联网平台和实体医院治疗同等对待，对于可以通过互联网平台进行治疗的疾病应按照实际情况进行诊断、开具处方等，对于必须到实体医院就诊检查后方可确定的疾病，不得在互联网平台完成诊断以免耽误病情。可界定能通过互联网远程诊疗、诊断的常见病、慢性病具体病种，其他疾病不得通过互联网诊断。不得通过远程诊疗平台开具假处方。严格执行数据共享、处方外流和药品流向的真实可追溯性，参与的相关医疗机构、平台、零售药房不得进行伪造或销毁数据。

（三）不断完善互联网技术

按照指导文件和法律规定进行"互联网+"医疗健康处方外流平台搭建，同时根据医疗机构、患者、平台使用方等的使用经验与建议进行升级。互联网技术为解决远程诊疗、健康档案共享、家庭医生服务、处方外流、药事服务等不断寻求新的技术解决途径。

在国家政策指引下，一切以患者健康为中心，开展远程诊疗、处方共享，有助于实现分级诊疗，合理分配医疗资源，从而解决目前三级医疗机构的压力，将慢性疾病和常见病通过"互联网＋"医疗健康平台在最底层的一环解决，充分发挥社会药房和执业药师的作用，形成合理医疗的闭环。

（闫德彪，重庆市万和药房连锁有限公司

冯锋，江苏食品药品职业技术学院）

参考文献

［1］国务院办公厅.国务院办公厅关于推进分级诊疗制度建设的指导意见［EB/OL］. http://www.gov.cn/zhengce/content/2015-09/11/content_10158.htm, 2015-09-11.

［2］国务院办公厅.国务院办公厅关于进一步改革完善药品生产流通使用政策的若干意见［EB/OL］. http://www.gov.cn/zhengce/content/2017-02/09/content_5166743. htm, 2017-02-09.

［3］国务院.国务院关于积极推进"互联网＋"行动的指导意见［EB/OL］. http://www. gov.cn/zhengce/content/2015-07/04/content_10002.htm,2015-07-04.

［4］国务院办公厅.国务院办公厅关于促进"互联网＋医疗健康"发展的意见［EB/ OL］. http://www.gov.cn/zhengce/content/2018-04/28/content_5286645.htm,2018- 04-28.

建立社会药房糖尿病照护模式
试点及思考 ▶▶

随着人们生活水平的不断提高，老龄化程度的进一步加深，慢性非传染性疾病已成为危害人类健康的头号卫生问题。为了应对艰巨的慢病防治工作，国家呼吁各方力量加入到慢病照护的团队中来。社会药房作为卫生医疗保健的提供者，开始探索慢病照护模式。但是，在实践过程中发现，社会药房开展慢病照护并没有脱离销售的范畴，开展慢病照护的效果并没有体现出来。在此背景下，本文以糖尿病为例，探索构建了社会药房糖尿病照护模式，并选定具备条件的南京市秦淮区中华路三九药房进行实践，以期为其他药房开展糖尿病照护提供参考。

一、社会药房慢病照护构成要素

社会药房慢病照护模式是社会药房开展慢病照护的组织框架，所以社会药房开展慢病照护需要明确其构成要素，本研究通过慢病照护对象、慢病照护团队、慢病照护地点、慢病照护信息系统、慢病照护内容及慢病照护流程六个构成要素，来对社会药房慢病照护模式进行介绍。

（一）糖尿病照护对象

本研究选择最常见的糖尿病为研究对象，即 1999 年 WHO 公布的诊断标准（具有典型症状，空腹血糖 ≥ 7.0mmol/L 或餐后血糖 ≥ 11.1mmol/L）或本次测定血糖正常，但既往经医院确诊的 2 型糖尿病患者，且知情同意[1]。社会药房对糖尿病患者的照护一方面体现在对用药情况的干预，提高患者的用药依从性，另一方面对患者生活方式的干预，即对患者的健康教育。

（二）糖尿病照护团队

本研究一方面与微医网医生合作，另一方面与邻近社区医院合作，借助患者对医生的信任度来推广慢病照护。同时需要药师助理建立档案，药房店长统筹慢病教育宣讲会等活动。所以本研究慢病照护团队由医生、执业药师、药师助理和药房店长构成。执业药师具备15年以上糖尿病用药经验，且在开展慢病照护之前经过一段时间的培训，培训内容不仅停留在慢病专业知识上，还要求执业药师参加各项社区义诊、社区宣教活动，在一开始培训就接触居民的生活习惯，提出综合的治疗方案，同时关注对顾客沟通技能和同事合作技能的培训。

（三）糖尿病照护地点

社会药房开展慢病照护需要有一定的空间，一些面积过小的单体药房就不适合开展慢病照护，其次所处的位置应该在社区周围，最后社会药房开展慢病照护要有一定的稳定会员。连锁药房分布较广，且有统一的会员档案中心，所有药房可以进行信息共享。因此，本研究选择秦淮社区的三九药店进行合作。药店面积150m^2，慢病照护区域40m^{2}供患者与执业药师交流。

（四）糖尿病照护信息系统

本研究通过与蓝信康移动医疗系统合作进行精准化会员管理，同时蓝信康血糖仪、血压仪能够及时将数据上传，蓝信康以循证医学为基础对影响患者依从性的因素进行大数据分析，提取每个患者在多维度的特征，对每个用户设置标签，根据标签为患者推送个性化的药学服务。在患者首次照护时，本研究组联合慢病照护团队考虑到患者的警惕性等因素设计了初次照护表。慢病照护团队还设计了"九妹药师"的形象来给患者发送用药信息、患者教育等通知，增进与患者的关系。

（五）糖尿病照护内容

本研究中的药物治疗以及非药物治疗的标准都按照《中国2型糖尿病治疗指南》（2013版）及《2型糖尿病患者健康管理服务规范》。糖尿病患者除了接受必需的药物治疗之外还接受社会药房联合社区卫生服务中心内分泌科医生举办的患者教育活动，患教活动每个月进行一次；首次照护评估健康状况，询问生活方式，有针对性地进行生活方式的指导，患者依从性教育；每周五免费测血糖，为照护对象做简单的用药指导，建议患者每3个月去社区卫生服务中心测一次糖化血红蛋白，1~3 天测一次空腹血糖。

（六）糖尿病照护流程

本研究慢病照护的流程主要以药物治疗管理药学实践流程（明确药物治疗问题 – 评估患者药物治疗 – 拟定和执行监护计划 – 用药疗效随访评估）为基础衍生而来，并明确每一个步骤的实施工具，注意事项。慢病照护流程图见图 1。

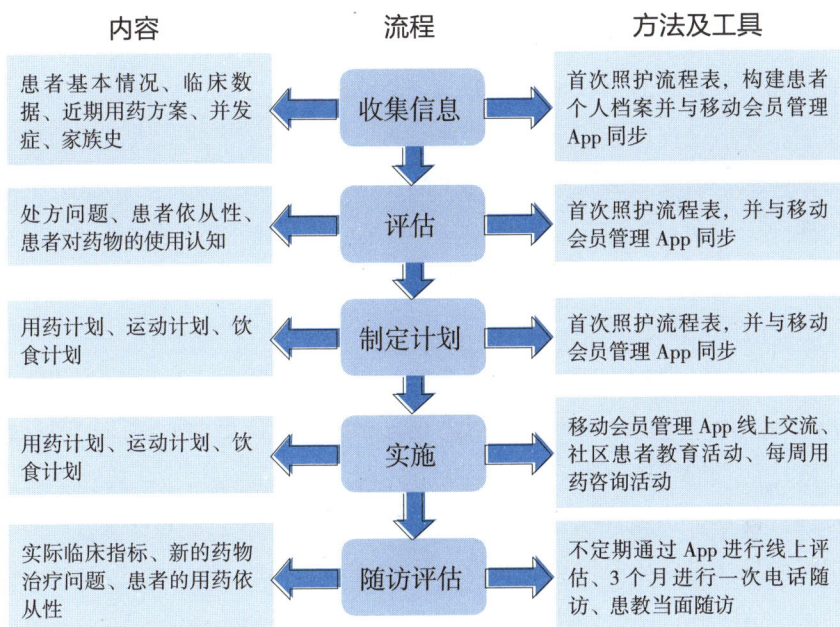

内容	流程	方法及工具
患者基本情况、临床数据、近期用药方案、并发症、家族史	收集信息	首次照护流程表，构建患者个人档案并与移动会员管理 App 同步
处方问题、患者依从性、患者对药物的使用认知	评估	首次照护流程表，并与移动会员管理 App 同步
用药计划、运动计划、饮食计划	制定计划	首次照护流程表，并与移动会员管理 App 同步
用药计划、运动计划、饮食计划	实施	移动会员管理 App 线上交流、社区患者教育活动、每周用药咨询活动
实际临床指标、新的药物治疗问题、患者的用药依从性	随访评估	不定期通过 App 进行线上评估、3 个月进行一次电话随访、患教当面随访

图 1　慢病照护流程图

1.收集信息

慢病患者由于警惕性，对执业药师的信任度不是很高，所以初次照护主要收集以下五项简单的信息：①患者基本情况（姓名、年龄、糖尿病史、联系方式）；②临床数据（血压、血糖）；③近期用药方案；④并发症；⑤是否有家族史。患者凭处方到药房拿药，助理药师首先会使用有通讯功能的血糖仪、血压计给患者测血糖和血压，数据自动上传至会员管理 App，并将收集到的五项信息上传构成患者健康档案。患者信息来源以患者进店购药为主，其中一大部分来自于长期在该店消费的患者，前提是患者知情。患教和社区义诊也是收集患者信息的重要来源，还有一部分来自于微医网远程医生的诊疗。

2. 评估

收集完患者的资料，执业药师会为患者从处方问题、患者依从性、患者对药物的使用认知三个方面进行评估。①处方问题：将处方问题按优先次序排好，以解决优先问题，同时需记录未来可能会出现的药物治疗问题。②患者依从性：患者是否有忘记吃药，自行减药的行为，是否清楚用药时间。依从性低的患者后期干预需要加强用药提醒。③患者药物使用和患者疾病认知评估：这类问题属于患者教育的一部分，执业药师通过评估患者对药物和疾病的认知来教育患者药物的使用方式、药物的存储方式、饮食、运动等方面的知识。评估过程也会记录在会员管理 App 服务记录板块，执业药师和患者都可以从这个板块看到执业药师提供的药学服务，对于执业药师来说更加有针对性地为患者提供建议，定期发送用药提醒和测量提醒，患者也可以看到自身存在的用药问题。

3. 制定计划

制定照护计划应该考虑患者想要达到什么样的治疗目标，执业药师能为患者做什么干预措施，何时随访患者这三个问题。确定糖尿病照护的目标是为了减缓病程的发展。通过治疗目标制定计划方案，包括用药计划、运动计划和饮食计划。每周五执业药师在店内与患者进行面对面沟通，每月药房联合医院内分泌科医生开展患者教育活动，执业药师辅助医生对患者过去一个月的用药情况进行用药评估，改善用药方案。

4. 实施

在实施社会药房慢病照护模式之前，需要对照护团队进行专业培训，除了对专业知识的培训也要培训团队成员的自愿意识。助理药师、执业药师在和患者沟通时要体现以患者为中心的理念，"医不叩门"，执业药师要引导患者表达自身的诉求。对患者进行分级管理，识别高危人群，增加干预次数。整个照护模式体现线上线下的相互对接，初次照护之后患者的数据会在药店版 App 和个人版 App 同步，形成个人电子档案，会员服务记录板块会记录此次执业药师为患者提供的药学服务，记录患者的用药信息，患者也可以通过会员管理 App 与执业药师沟通交流。除了线上的药师干预，线下药师会在面对面沟通时提出用药计划、运动计划和饮食计划。每周五都有执业药师用药咨询、免费测血糖的活动，每个月也会联合社区卫生服务中心医生开展患者教育。将线上干预与线下干预相结合，以期达到更好的效果。

5. 随访评估

随访评估主要评估三个方面的内容：①评估实际临床指标是否有所改善；②评估是否有新的药物治疗问题；③评估患者的用药依从性。每3个月进行一次随访评估，利用会员管理App、短信、电话随访，并邀请患者参加患教当面随访评估。使用个人版会员管理App的患者可以随时记录每天的用药情况、近期的临床指标、购药记录、不良反应等，同时可以上传病例和家庭成员信息，执业药师通过在线数据也可联合患者家属进行随访评估。分析阻碍患者达成目标的原因，修改照护计划，对于有不良反应需要换药的患者，执业药师提醒患者去医院检查。同时会员管理App根据患者不定期更新数据的频率将患者分为一般会员和重点会员，多维化筛查，也可以使执业药师对患者的随访评估更加有针对性。

二、糖尿病患者满意度调查

本研究初步构建了社会药房慢病照护模式，并将通过患者满意度来进一步完善慢病照护模式，从点到面进行推广，以期形成行业标准，供开展慢病照护的社会药房参考。

（一）糖尿病患者基本情况

本研究从2017年9月开始进行，到2018年3月共收入照护对象121例，平均照护时间为14分钟，汇总结果见表1。

表1　首次照护信息收集情况

项目	类别	人数	构成比例（%）
性别	男	73	60.3
	女	48	39.7
年龄	< 40	9	7.4
	40~60	71	58.7
	> 60	41	33.9

续 表

项目	类别	人数	构成比例（%）
糖尿病史	0~5 年	23	19
	5~10 年	64	52.9
	＞10 年	34	28.1
家族史	有	87	71.9
	无	34	28.1
空腹血糖值（mmol/L）	7~8	32	26.4
	≥8	89	73.6
是否运动	有	73	60.3
	无	48	39.7
并发症	高血压	29	24
	高血脂	20	16.5
	糖尿病心血管疾病	11	9.1
	糖尿病性肾病	9	7.4
	糖尿病性眼病	2	1.7
	其他	50	41.3

（二）执业药师提供的药学服务结果分析

执业药师为糖尿病患者提供的药学服务主要由用药评估和患者教育两部分组成。详细数据见表2。

表2 慢病照护提供药学服务的情况

项目	子项目	类别	例数
用药评估	处方问题	剂量问题（过高、过低）	33
		适应症问题	7
		重复用药	12
		交互作用	31
		无效药物	13
		不良反应	19

续 表

用药评估	患者依从性	是否理解说明书	67
		是否时常忘记吃药	73
		是否有自觉减药行为	24
	病人对药物使用认知	不了解药物的适应性和用途	104
		不了解药物使用的注意事项、禁忌、副作用	102
		不了解药物的用法用量	67
		不了解药物的正确储存方式	48
患者教育		药品的相关内容	121
		药品的用途	121
		药品的用法用量	121
		药品的外观形状	121
		药品的储存	121
		剂量丢失	121
		运动、饮食	121
总计			1447

1. 用药评估

用药评估主要是由执业药师从处方问题、患者依从性和病人对药物使用认知不足三个方面进行评估。

处方问题由剂量问题（过高、过低）、适应症问题、重复用药、交互作用、无效药物和不良反应六个方面进行评估。从收集的患者情况来看有 33 例患者存在剂量问题，剂量过低主要是由于医生按照指南进行保守治疗用于观察疗效，同时患者的用药频率不足，服药间隔过长。剂量过高主要由于给药频率过短，有些患者忘记吃药，在下一次吃药时，弥补忘吃的药物。数据显示降糖药的适应症问题较少，仅有 7 例。重复用药也就是只需要一种药物治疗，却使用了多种药物治疗，重复用药一共有 12 例。药物交互作用可导致降糖药的疗效降低，不良反应增加，主要表现在中药与降糖药之间的交互作用。无效药物有 13 例，主要源于有些患者长期使用一种降糖药产生了耐药性。有 19 例存在一定的不良反应，主要表现为胃肠道反应、低血糖。

患者依从性问题主要从是否理解说明书、是否时常忘记吃药、是否有自觉减药行为（认为吃多药不好、担心副作用、没有支付能力等）三个方面进行评估。从收集到的患者情况上看说明书理解不当的问题主要体现在对临床术语的不理解。时常忘记吃药也是一种很常见的依从性问题，这主要是由于不同类型的降糖药作用机制不同，所以服用的时间也不同，并且有一大部分患者采用联合用药的方案，不同的服药时间时常使患者忘记吃药。同时还有 24 例患者表示有自觉停药的行为，主要是由于药物价格问题，如各种胰岛素。

患者对药物使用认知不足主要从不了解药物的适应性和用途，不了解药物使用的注意事项、禁忌、副作用，不了解药物的用法用量，不了解药物的正确储存方式四个方面进行评估。调查数据显示很多糖尿病患者对药品的适应性和用途不是很了解。还有小部分患者表示很了解，原因在于接受过社区糖尿病患者教育。有 102 例不了解药物使用的注意事项、禁忌、副作用。多数患者表示目前使用的药物没有产生副作用，对药物的注意事项和副作用的了解也就停留在过量使用时导致的副作用。不了解药物的用法用量一共 67 例，很大一部分都是刚确诊的糖尿病患者，集中体现在餐前餐后使用降糖药的情况以及用法上。评估药物正确储存方式的标准是是否有封闭放于阴凉处的药盒来储存药物，不正确储存降糖药有 48 例，主要表现为任意存放。

2. 患者教育

患者教育一方面针对执业药师提供药学服务时，患者对药物不正确的理解开展教育，另一方面针对患者的生活方式进行患者教育。教育患者出现问题第一时间通过移动设备与执业药师联系。执业药师会对每一位患者进行教育，一方面通过口头教育，另一方面通过发放教育手册的形式来进行。同时蓝信康移动设备能够定期为患者发送个性化的患者教育内容。

（三）糖尿病患者满意度调查结果分析

在回访的过程中通过发放满意度问卷来调查照护对象满意度，主要以卡诺（KANO）顾客满意模型为基础，从慢病照护的基本需求、期望需求和兴奋需求三个层面出发设计满意度问卷，从社会药房整体满意情况、执业药师提供的药学服务、执业药师慢病照护移动设备以及患者教育方式四个方面对患者进行满意度评估。以 Likert 量表测量患者对各项服务的满意程度：0 表示非常不满意；1 表示不满意；2 表示一般；3 表示满意；4 非常满意。此次调查收回问卷 107 份，失访率为 12%。

从社会药房整体满意情况上看，患者对慢病照护时长和药品配备的满意度低于其他方面。社会药房的药品配备少主要是由于有一些药品品规采购不到。社会药房在明确发展慢病照护的前提下，需要增加慢病药品的品种和数量。此外，应该进一步推进医药分业，探索与社区卫生服务机构相结合的处方外配模式。有大部分患者觉得慢病照护时间过长，所以，接下来的慢病照护工作应当根据患者的需求来对慢病照护时长做灵活调整。

从执业药师提供的药学服务满意情况上看，用药指导和制定计划的满意度低于用药评估。这主要还是归根于执业药师团队的能力不足。所以，在执业药师接受完国家要求的相关考试和继续教育学习后，企业内部也要对执业药师进行培训。建立执业药师继续教育档案，实时追踪执业药师的学习情况。明确以药学服务为标准的绩效考核方式，激励执业药师学习的同时也可以清晰地追踪为患者提供的药学服务。另外，满意度低也源于患者对执业药师、社会药房、慢病照护相关药学服务的认知不足，所以，未来也应该加强对社会药房慢病照护模式的宣传。

从慢病照护移动设备使用的整体满意情况上看，整体满意度较低。这主要由于患者长期受药房电话、短信推销的影响，对社会药房的信任度不高，并且对老年慢病患者而言，实施困难。所以，未来需要改善执业药师与患者的沟通方式，通过移动设备周期性地发送用药信息，将移动设备的使用穿插在整个过程中，使患者产生惯性，最终达到患者主动联系社会药房的目标。

从患者教育满意情况上看，集中授课的满意度低于其他两个方面，这主要源于集中授课通过社区医生讲解、患者提问的形式进行，形式比较单一化。所以未来需要开发多种形式的主题活动方式来满足患者需求，如健康膳食活动、集体运动、社区宣教等活动。

三、建立社会药房糖尿病照护模式的思考

（一）重视糖尿病照护模式的完整性

目前社会药房开展慢病照护主要从档案管理、社区管理和健康管理中心三个方面入手，但是三个方面各成一体，联系较少。糖尿病照护模式应该在明确慢病照护流程的基础上将三个层面提供的各项服务整合起来，从构建慢病照护中心，通过一对一服务提高患者的体验感，到收集患者基本信息、用药信息、生活习惯等相关信息为患者建立档案和评估体系，再到与社区卫生服务中心合作开展患者教育的活动进一步对患者用药进行追踪，实现糖尿病照护流程的完整性。另外，糖尿病照护模式的完整性还应重视照护团队的构成，照护团队应包括医生、执业药师、药师助理和药房店长，覆盖糖尿病照护实施者、规划者和统筹者。

（二）重视糖尿病照护模式的连续性

药学监护流程将患者监护分为三个步骤：患者及其疾病的评估和用药引起的药物治疗问题的确认；监护计划的拟定；患者的随访评估，照护流程应以药物治疗管理药学监护流程为基础，并且将这个流程持续贯穿在患者的多次就诊过程中[2]。慢病照护流程可将药学监护步骤进一步细化到患者信息收集、用药评估、制定计划、实施计划、随访评估，从线上线下对患者的用药体验进行追踪实现糖尿病照护的连续性。

（三）重视糖尿病照护模式的针对性

在开展糖尿病照护过程中，应重视照护对象的针对性、照护内容的针对性、照护计划的针对性。首先，照护对象的针对性体现在秉承"一店一策"的品类管理。目前，很多社会药房开展慢病照护，为了追求客流量，增加效益，覆盖各类慢病，必然导致慢病照护缺少专业性。其次，照护内容的针对性，照护内容应包括患者教育、药物治疗、运动计划、饮食计划等。明确每一节患教课的内容，并且有针对特殊个案的解析以及医生的一对一提问解答。最后，照护计划的针对性主要体现在执业药师为患者做一对一的指导，并通过移动设备进行一对一的问题解答。

　　社会药房慢病照护模式是社会药房开展慢病照护的组织框架及标准。社会药房要开展慢病照护就必须明确慢病照护模式中的组成要素。本研究将慢病照护模式的组成要素分为对象、团队、地点、内容、信息系统、流程六个部分。慢病照护流程以药物治疗管理药学监护流程为基础，包括患者信息收集、用药评估、制定计划、实施计划、随访评估。在试点社会药房慢病照护模式后，通过对接受照护的患者进行满意度调查，了解慢病照护模式的实施情况。需要进一步完善患者教育方式，更加有针对性地使用移动设备，同时提高执业药师提供药学服务的质量以满足患者的需求。

（徐晓媛　王欣耀，中国药科大学）

（合作单位：南京市秦淮区三九药房）

参考文献

［1］中华医学会糖尿病学分会. 中国 2 型糖尿病防治指南［M］. 北京大学医学出版社，2014.

［2］康震，金有豫，朱珠. 药学监护实践方法以患者为中心的药物治疗管理服务［M］. 北京：化学工业出版社，2016.

社会药房慢病患者用药依从性管理 ▶▶

按照《中国防治慢性病中长期规划（2017–2025年）》规划目标，到2020年，慢性病防控环境显著改善，降低因慢病导致的过早死亡率[1]。世界卫生组织WHO早在2003年发布报告指出，全球范围内药物治疗的平均用药依从率仅约50%[10]。以高血压治疗为例，赞比亚、中国和美国高血压病人的依从率分别为27%、43%和51%。在慢病的药物治疗中，用药依从性不佳的问题尤为突出[2-4]。依从性差或依从性欠佳，可以定义为与推荐的用药时间或用药剂量存在偏差，可以分为过度使用和滥用、忘记服用药物和有意改变服药的时间和剂量[10]。

我国2017版的《执业药师业务规范》明确要求，执业药师应当主动参与患者的药物治疗管理（Medication Therapy Management，简称MTM），为患者合理用药、优化药物疗效提供专业服务。依从性管理是药物治疗管理中最基础和需求最大的，同时也是大多数药师力所能及的，只要求药师具备通科临床知识，而不必接受过专科疾病的培训[5, 6]。本文将详细介绍影响依从性的因素、评价工具和干预措施。

一、影响慢病患者依从性的因素

用药依从性是指患者接受治疗方案的能力和意愿。患者行为与健康保健提供者推荐意见相符合的程度。患者依从性本质上是一种行为问题，患者行为包括服用药物、控制饮食、改变生活习惯等[10]。执业药师必须首先确定个体患者正在服用的药物是合适、有效和安全的，且与患者一起制订个体化监护计划，了解了患者的用药经验后，才能继续帮助患者达成良好的依从性。这样患者才能积极参与治疗疾病用药的决策，同时参与拟定监护计划，最终达到治疗的目的，患者能够并愿意承担责任，遵守双方契约，实现最佳治疗结局。

导致患者用药依从性不好的原因，既有客观原因，又有患者主观原因。包括以下方面：患者不理解用药指导、患者不愿意服药、患者忘记服药、药价太贵患者买不起、患者无法吞咽药品或不会自己用药、药品买不到、患者无因用药、患多种疾病需要吃多种药品因此搞不清楚怎么吃所以干脆不吃、患者不理解治疗目标和预期的治疗结局相关科学知识、患者因为不懂药学知识听不懂医生和药师的语言、患者不懂如何计算给药剂量和频率因此常常搞错用药剂量和疗程、患者经常搞不清楚自己的健康状况、患者不接受经验性的对症治疗方法、文化信仰影响患者用药依从性、宗教信仰影响患者用药依从性、治疗方案过于复杂、认知因素（特别是老年人）导致依从性差或者不依从。

慢病患者的用药依从性是一个复杂的现象，依赖于社会、药物和心理的相互作用。影响用药依从性的因素可以分为社会经济因素、医疗团队或系统相关因素、疾病相关因素、治疗相关因素、患者相关因素。这些因素可以相互影响，社会经济因素、疾病的种类、病情、就医环境、药师或医生的服务态度、药物、家庭和他人的经验等都会对慢病患者依从用药造成影响[7, 8, 10]。这几大类因素中，社会经济因素对患者依从性的影响比较明确，医疗团队或医疗系统本身对患者依从性也有非常重要的影响，但是药师很难改变或干预上述因素。因此以下重点介绍疾病和治疗相关因素、患者相关因素，药师对这些因素进行干预可以改善患者用药依从性。

（一）疾病和治疗相关因素

1. 复杂的治疗方案

药物治疗方案的复杂程度是影响用药依从性的主要原因之一。用药方案越复杂，患者对方案的理解就越差，用药依从性也越差。

2. 药物的不良反应

药物的不良反应是影响患者用药依从性的重要因素。不良反应越大的药物，用药依从性越差，有些患者的因为药物的不良反应大，而不得不停止用药。

3. 疾病的影响

有的患者因吞咽困难，很难服用口服药物；老年痴呆和帕金森病患者随着病情的加重，如果没有家属或照护人员的帮助，很难依从用药。

（二）患者本身的因素

1. 年龄

用药依从性差是老年患者中的一个常见现象，老年慢病患者的记忆力、听力、视力明显衰退，日常生活能力下降，认知能力不足，依赖性增强，而且，老年人服用的药品一般种类较多，药物治疗方案复杂，极易造成老年慢病患者漏服、错服、多服和重复服药，轻者不能达到应有的治疗效果，重者可发生药物不良反应甚至中毒。

2. 心理因素

患者感到焦虑，对药师或医生缺乏信任，对药物期望过高等心理都会影响患者的服药行为，进而影响用药依从性。

3. 疾病因素

患者罹患的疾病不同，治疗紧迫感也不太一样。一些本身无明显症状或经过一段时间治疗后症状已经改善的疾病，如原发性高血压和高胆固醇的慢病患者用药依从性较差，患者因缺少症状的提醒而漏服药物。

4. 受教育程度

患者的受教育程度可以影响其对医师药物治疗方案、药师用药交待和药品标签的理解。不理解或不清楚用药的名称、用药途径、用药的时间以及用药注意事项等，可影响用药依从性。

5. 自我诊疗

随着人们知识水平的提高，医学知识的逐渐普及，同时互联网的快速发展为患者获取医学知识提供极大便利，有些患者在病情稍有好转、自我感觉良好时，就擅自停药或减少剂量，影响治疗效果，甚至治疗失败，延误病情，或导致严重的不良反应。

6. 经济状况

家庭经济状况不佳的慢病患者，为了减轻子女的负担和减少药物的费用，节省开支，经常会擅自降低药物剂量，用价格较低的药物替换原有药物，甚至有的停药放弃治疗。另外，有些药品本身的价格昂贵，而社保报销比例低，患者难以承受药品费用，被迫停止用药。

二、用药依从性评价

评估患者依从性和相关因素对于帮助患者改善依从性非常有帮助。药师开展慢病患者依从性管理，可以借助工具定量或半定量评价患者用药依从性，从而针对性进行干预，帮助患者提高依从性。目前评价用药依从性的方法主要有4种，可分为客观和主观测量方法，客观测量方法包括直接测量、药片计数、电子药瓶监测，主观测量方法主要指药师或医生的评估和患者自我报告[7-12]。

（一）直接测量

通过测量患者血／尿中的药物或其代谢物浓度或标记物浓度来推算患者的服药情况，从而评估依从的程度。该方法最为直接，但是由于设备和技术条件限制，不适用于社会药房。

（二）药片计数

这种方法主要通过计算两次就诊期间患者还剩下多少药物，从而估计患者实际服用了多少药物，以此判断患者依从性。药师如果对患者进行事先未预约的家访，采用该方法可以获得较准确的结果。为了避免患者有意倾倒或贮藏药物以使自己有较好的依从性，可以在药瓶中装入随机数量的多余药片，称之为无预示的药片计数。

（三）电子监测装置

即用电子药瓶记录患者用药情况，最常用的是服药监测系统（MEMS），该系统主要由三部分组成：瓶盖内嵌入电子芯片的药瓶、转换器及数据处理软件。通过电子芯片记录特定时间内服药的总数、时间和日期，表明该时间该患者服用了该药，判断服药的时间和间隔是否正确，从而评估依从性。

（四）药师或医生的评估和患者自我报告

药师或医生最常采用主观方法评估用药依从性，包括指导患者记录用药日记、动机性访谈以及调查问卷和量表。①患者用药日记：指导患者记录其服用每种药物的日期及时间，药师或医生根据这些记录来评估用药依从性。

该方法是唯一能够记录患者如何遵循其处方方案的自我报告工具，需要患者的配合和要求患者有一定的文化水平。②动机性访谈：是一种直接以患者为中心的方法，帮助患者理解和解决矛盾心理，从而促进行为改变。该方法通过与患者沟通，引导患者思考依从用药存在的困难和解决办法。这种方法将依从性评估和后续干预结合到一个工具中。不仅能评估用药依从性，而且若发现有任何药物依从性问题，可以采取措施干预[11]。③调查问卷和量表：Morisky 用药依从性量表（MMAS-8）最为常用，如表 1 所示。在所有慢性病患者中都具有很高的有效性和可靠性，评分较快，简单易操作，适用人群范围广。

表 1　Morisky 用药依从性量表（MMAS-8）

条目	内容
1	您是否有时忘记服药？
2	在过去的 2 周内，是否有一天或几天您忘记服药？
3	治疗期间，当您觉得服用药物而感觉更不好时，您是否未告知医生而自行减少药量或停止服药？
4	当您外出旅行或长时间离家时，您是否有时忘记随身携带药物？
5	昨天您服药了吗？
6	当您觉得自己的病情得到控制时，您是否有时会停止服药？
7	每天服药对于一些人来说是很不方便的，您是否觉得坚持治疗有困难？
8	您会觉得要记住按时按量服用所有药物很难吗？

　　其中前 7 个问题的答案为"是"或"否"，答"是"记 0 分，"否"记 1 分，其中第 5 题答"是"记 1 分，"否"记 0 分。第 8 题的答案采用了 Likert 五点式，答案为"从不""偶尔""有时""经常""所有时间"，分别记 1 分、0.75 分、0.50 分、0.25 分和 0 分，总分为 8 分，依从性等级划分为高（8 分）、中（6~7 分）和低（<6 分）。

　　目前尚无评价用药依从性的金标准。直接测量虽然客观准确，但由于过于费时，费用高并不具有实际操作性。药片计数也存在高估依从性的可能。电子监测装置虽然结果客观准确，但价格高，目前仅限于科学研究中使用。患者自我报告过于主观，结果不够可靠。量表测量工具主要用于直接评估用药依从性，或通过测量相关因子间接反映依从性，结果最不可靠，敏感性和特异性较差，易受访问者和患者的影响。几种常用依从性测量方法的适用范围和优缺点详见表 2。

表 2　用药依从性测量工具的特点总结

测量工具	适用范围	优点	缺点
直接测量	单剂量治疗和间歇给药的患者	最准确,可以提供物证	侵入性、不可量化依从性,存在与食物、药物等的相互作用,昂贵,要求执行者具备一定的技术
药片计数	常规临床实践	成本低,简单,适用于各种处方,高度准确	不能计数的剂型和临时给药不适用,容易低估依从性,无法识别服药模式
电子监测装置	人数较少的研究	高度准确,可识别服药模式和部分依从性	昂贵,需要特定的技术支持,携带不便,使患者产生压力
主观评估方法	常规临床实践,不适用于研究	低成本,实时反馈,使用灵活,可识别信念和依从性障碍,已经过充分验证	最不可靠,敏感性和特异性较差,结果易受访问者和患者的影响

　　同时使用两种以上的工具比使用单一工具评估的准确性更高,测量工具之间可以互相验证准确性,优缺互补。而单个工具只能评估具有低至中等依从性水平的患者。主观测量在确定遵守或预测不依从性的信念和障碍方面更有用。客观测量可以提供更准确的数据,说明患者在药物治疗方案中的表现。根据不同情况同时采用主观评价方法与客观评价方法进行评估可以提高结果的准确性[7, 8, 12]。

三、改善患者用药依从性的干预措施

　　用药依从性问题不仅影响着慢病的控制,而且容易造成伤残,影响劳动能力和生活质量,增加了社会和家庭的经济负担。对于慢病患者来说,提高用药依从性尤其重要,只有让他们充分认识自己所患疾病的性质,认识到慢病需要长期治疗,消除认识误区,才能从源头上引起高度重视,积极配合医生和药师进行防治,保证或提高疗效、减少副作用,降低慢病的危害。提高患者用药依从性需要包括医疗政策制定者、医保部门、包括医生和药师在内的医疗服务提供者以及患者及其家属共同努力。

　　传统提高患者服药依从性的主要措施是对患者开展健康教育和用药指导。近年来,国外开展了大量的研究探索改善患者依从性的措施。根据国外的研究成果和实践经验，提高慢病患者依从性的措施包括简化用药方案、教育干预、行为干预等方式。以患者为中心，依据患者的临床特征、个体情况制订相应的依从性管理方案，提高患者的用药依从性。对于服用多种药物的患者，进行"处方精简"，在符合"安全、有效、经济"原则的基础上，尽量设法减少不必要的用药，简化治疗方案，有助于提高患者用药依从性。教育干预对于改善慢病患者的用药依从性具有积极的作用，干预措施包括强化教育、定期咨询和反复提醒等策略。行为干预旨在改善患者的治疗行为，相关研究表明多个干预措施进行整合之后对提高药物依从性最为有利。国外学者在动机性访谈和认知行为疗法的基础上，提出了增加患者主动性治疗的方法，称为药物依从性治疗方法，已经成功应用于精神疾病、高血压和帕金森病[8, 9]。

单一干预措施对改善用药依从性的效果有限，最好同时针对多个影响因素开展复杂干预。改善患者依从性的关键，首先在于充分取得患者信任的基础上找到导致依从性差的原因，针对原因进行干预。国外研究发现，导致慢病患者依从性差最主要的四个原因是：患者不理解用药指导，患者不愿意服药，患者因经济原因负担不起某些药品，患者常常忘记服药[13]。以下针对这几个原因介绍一些有效的干预措施。

患者不理解用药指导可以分成几种情况。如果医生对患者开展的用药指导不充分，药师可以对患者提供详细的用药教育和指导，帮助患者理解药物作用的机制、如何知道药物起效等问题。如果是因为用药方案过于复杂导致的依从性问题，可以通过简化用药方案和加强用药指导予以纠正。

患者不愿意服药这种情况，如果是由于服药的观念有问题，例如不理解为何要长期规律服药，或者害怕药物的副作用不能坚持服药，可以加强疾病和用药知识的教育，提供信息和资料。对慢病患者进行健康教育，能够使患者对慢病有一个全面认识，自觉遵守治疗方案，通过健康干预使其认识到慢病须终身服药、平稳控制慢病的重要性，杜绝治疗的随意性、消极性。

对于因为药价高导致患者出现的用药依从性问题，药师可以为患者选择较为价廉的替代药品。例如，可以采用国产仿制药替代进口品牌药。此外提供免费用药讲座和药品降价计划的信息。

对于经常忘记服药这种情况，可以使用用药辅助装置（Drug Administered Aids，简称 DAA），最常见的产品包括分时药盒。分时药盒可以部分解决患者漏服药物的情况。将每天或每周的药按早、中、晚顺序一次摆放到药盒内，可直观地提醒是否存在漏服的情况。对于记忆力较差的老年人，还可以采用电子药盒，设置服药提示铃声。同时建议患者家属或照护人员监督患者服药。用药记录也可以提高用药依从性，患者服药后在用药列表上进行标记。

改善患者用药依从性，还可以充分利用现代信息技术。通过手机短信、微信消息、公众号或 App 发送服药提醒，有针对性地指导患者自我管理疾病和依从用药，使慢病患者自觉改变不良行为方式，改变对药物的认识，提高用药依从性。此外，通过电话回访或定期面谈，可以显著改善慢性病患者的用药依从性。

结　语

患者的依从性管理是目前慢病管理中较为重要的一部分，以往依从性的定义较为局限，过分强调患者对于医嘱的遵从，实际上依从性是患者自己做出的用药决定。依从性是一种患者的行为模式，与患者对健康和疾病的理念以及医患关系都密不可分。开展用药依从性管理，评估患者依从性和相关因素对于帮助患者改善依从性非常有帮助[14]。目前尚无评价用药依从性的金标准，客观测量方法结果准确，其中药片计数方法成本低、操作简单，比较适合社会药房采用；主观测量方法中，Morisky 用药依从性量表最为常用，但是结果易受访问者和患者的影响。在此基础上，建议药师采用以患者为中心的综合干预措施帮助患者提高用药依从性，干预措施包括简化药物治疗方案、教育干预、行为干预等。此外，还可以采用分时药盒等用药辅助装置和现代信息技术手段提醒和监督患者依从用药。社会药房对慢性病患者进行依从性管理，既可以提高患者的治疗效果，又可以增加患者的粘性，从长远来看还可以节省医疗费用。

（李明洙　吴海澜　张建萍　暨南大学，朱思旭　广东省执业药师注册中心）

参考文献

［1］国务院办公厅．国务院办公厅关于印发中国防治慢性病中长期规划（2017-2025 年）的通知［EB/OL］．http://www.gov.cn/zhengce/content/2017-02/14/content_5167886.htm，2017-01-12．

［2］陈锴，徐志杰．提升慢性病管理中患者依从性的思考［J］．社区医学杂志，2017，15（20）：84-86．

［3］焦正，丁俊杰，赵晨妍．建模和模拟技术在用药依从性研究中的应用［J］．药学服务与研究，2014，14（6）：418-420．

［4］高植明，陈煜初，赵玉珊，等．社区药学服务模式探索［J］．中国医院用药评价与分析，2016，16（7）：982-985.

［5］庄涛，王欣耀，葛志伟，等．社区药物治疗管理分级实施的建议［J］．药学服务与研究，2017，17（06）：473-476．

［6］秦文哲，徐凌忠，毕鹏飞．老年慢病患者用药依从性研究进展［J］．中国卫生事业管理．2018（5）：350-353．

［7］侯凯旋，闫素英．慢病患者用药依从性量表的研究［J］．中国医院药学杂志，2018，38（02）：192-196．

［8］何梅，肖琦，黄素芳，等．药物依从性治疗的研究进展［J］．医学与社会，2018，31（6）：58-61．

［9］刘洪峰，范秀英．加强药学服务提高患者用药依从性［J］．淮海医药，2011，29（03）：250-251．

［10］World Health Organization. Adherence to long-term therapies. Evidence for action. 2003.

［11］Christie D, Channon S. The potential for motivational interviewing to improve outcomes in the management of diabetes and obesity in pediatric and adult populations: a clinical review［J］. Diabetes Obes Metab, 2014, 16（5）: 381–387.

［12］Lam WY, Fresco P. Medication Adherence Measures: An Overview［J］. Biomed Res Int, 2015;2015:217047.

［13］Van Driel ML, Morledge MD, Ulep R, et al. Interventions to improve adherence to lipid-lowering medication［J］. Cochrane Database Syst Rev, 2016, 12: 1-135.

［14］Rosenthal M, Holmes E, Banahan B 3rd. Making MTM implementable and sustainable in community pharmacy: Is it time for a different game plan?［J］. Res Social Adm Pharmacy, 2016, 12（3）: 523–528.

成都市部分社会药房慢病管理服务现状研究 ▶▶

——基于成都市五城区的调研

慢性非传染性疾病（Chronic non-communicable diseases，NCDs）又称慢病，是一类起病隐匿、潜伏期长、病程长且缓慢、病情迁延不愈、缺乏确切的生物病因证据、无明确"治愈"指征的疾病总称[1]。随着工业化、城镇化、老龄化的加快和不健康生活方式的影响，四川省慢性非传染性疾病的发病率和死亡率快速上升，成为重大的公共卫生问题和严重的社会经济问题。《2017年四川省人群健康状况及重点疾病报告》[2]显示，"2017四川省人群死亡率为623.19/10万，慢性病死亡率546.64/10万（2012年为542.93/10万），其死亡构成由2012年的87.32%上升到87.72%"。因此，推进和加强四川省各个地区的慢病监测、预防、治疗和管理工作变得至关重要。

实践证明，慢病管理除了通过基层医疗机构等临床路径来实现，也可通过社会药房执业药师在患者身边开展一对一的慢病管理服务来实现。《全国药品流通行业发展规划纲要（2016-2020）》（商秩发〔2016〕486号）[3]提到，"鼓励具备条件的零售药店承接医疗机构门诊药房服务和其他专业服务"。《四川省防治慢性病中长期规划（2017—2025年）》[4]（以下简称《规划》）明确提出，"鼓励、引导、支持社会力量开展慢性病全程防治管理服务与居家、社区、机构养老紧密结合"。

成都作为四川省省会，有着丰富的地区健康促进和慢病管理的实践经验。本研究旨在研究成都市部分社会药房慢病管理服务现状，执业药师所提供的慢病管理服务项目、形式及其所面临的挑战，慢病患者对社会药房慢病管理服务的认知情况、需求情况、满意情况等内容，最终为社会药房慢病管理服务的经验交流和技术推广等提供参考。

通过查阅国内外社会药房慢病管理的相关文献，参考了慢性病照护模型

（CCM）、WHO 创新型慢性病管理框架（ICCC）、慢性病管理评价量表（PACIC）以及国家执业药师发展中心的指导性文件等大量资料，本课题组最终形成了"社会药房慢病管理服务现状调查问卷（社会药房）"和"社会药房慢病管理服务现状调查问卷（慢病患者）"。2018 年 4~5 月，首先随机抽取 4 家社会药房进行预调研，在询问专家意见后对问卷部分内容进行了修正。根据成都市各地区经济发展水平，本研究采取分层随机抽样的方法，并对调研人员进行了相关培训后，抽取成都市五城区（包括锦江区、武侯区、青羊区、成华区、金牛区）的 75 家社会药房以及在调研药房中购买药品的 100 位慢病患者进行问卷调查，最终纳入社会药房有效问卷 54 份，慢病患者有效问卷 88 份。

一、社会药房慢病管理服务的开展情况

（一）社会药房慢病管理服务处于积极开展阶段

在本研究所调查的社会药房中，大部分均开展了慢病管理服务（85.2%）；慢病管理服务开展时间主要集中在 0~3 年（60.9%）以及 4~6 年（32.6%）。慢病管理服务专区设置情况为：①有慢病管理服务专区，且取得初步成效（46.7%）；②有慢病管理服务专区，但形式大于实质（22.2%）；③尚未设置慢病管理服务专区（31.1%）。慢病管理服务专员配备情况为：①配备专职慢病管理服务专员（45.7%）；②兼职慢病管理服务专员（23.9%）；③尚未配备慢病管理服务专员（30.4%）。社会药房针对慢病管理服务人员进行相关培训的次数主要为 3~6 次（48.9%）。

近年来，成都市部分社会药房愈加重视慢病管理服务，在开展广度、开展时间、慢病管理服务专区设置、慢病管理服务专员配备、慢病管理服务人员相关培训等方面均处于积极探索与创新阶段。

（二）社会药房慢病管理服务的设备、项目和形式尚待完善

在慢病管理服务的设备方面，44.9% 的社会药房具备基础指标检测的硬件设备（体温计、血压计、血糖仪等），能满足高血压、糖尿病等常见慢病患者的服务需求。但社会药房的软件设备情况尚待改善（健康档案管理软件：25.5%；微信公众号：13.3%；第三方药学服务平台：11.2%；药房 App：5.1%）。

随着"互联网+"、人工智能与移动可穿戴设备等新技术的不断涌现，成都市部分社会药房慢病管理服务的设备也做到了与时俱进，实现动态观察、动态指导、及时传输，使慢病管理情况的反馈更直观，促使社会药房慢病管理服务精细化、动态化、个性化。

而在已开展慢病管理服务的社会药房中，可以做到基础指标检测的占95.7%；建立慢病患者健康档案的为76.1%；能够提供合理用药指导的占82.6%；用药依从性评估为37.0%；不良反应监测与疾病健康教育均为50.0%；可制定慢病康复计划的占23.9%；患者随访及效果评估为28.3%（图1）。但由于社会药房缺乏执业药师等具备专业知识的人员以及先进的技术设备等原因，造成慢病管理服务项目难以全面深入地展开，也制约了社会药房在慢病管理服务工作中的运行与发展。

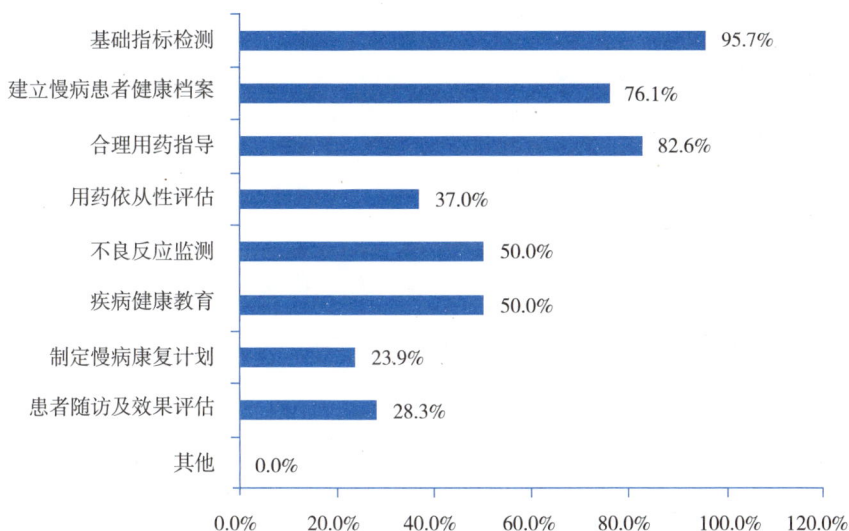

图1　社会药房慢病管理服务项目

在慢病管理服务的形式方面，有91.3%的社会药房采取了面对面用药咨询的形式；有78.3%的社会药房选择提供慢病相关宣传资料的方式，且多以宣传单、手册、杂志或手机短信等渠道；34.8%的社会药房通过官方网站、药房App、微信公众号等进行慢病管理服务的宣传；30.4%的社会药房选择与第三方药学服务平台进行合作。慢病管理服务的开展形式与患者的文化水平、需求情况、接受程度等相关，社会药房除了对现有开展形式不断深入挖掘，更应该积极探索新的方法与服务形式。

（三）社会药房应积极与邻近医疗机构合作开展慢病管理服务

本次调查结果显示，仅有 15.2% 的社会药房与邻近医疗机构合作开展慢病管理服务，合作内容包括：医生为患者提供疾病诊疗和用药指导、处方和病例共享、储备与邻近医疗机构需求匹配的药品等。随着慢病管理的不断推进，在慢病防控、诊断、治疗和知识普及等各个环节，只有整合优化政府机构、医疗机构、社会药房等各界资源，才能实现慢病管理服务价值的最大化。因此，社会药房应积极与邻近医疗机构合作开展慢病管理服务，探索慢病管理服务的创新模式。

二、社会药房对慢病管理服务的认知情况

（一）慢病管理服务可为社会药房和慢病患者带来实质性收益

已有研究表明，社会药房通过提供慢病管理服务，不仅可以帮助慢病患者加强对疾病的控制，同时也能使社会药房产生良好的社会效益与经济效益。调查结果显示，通过慢病管理服务的开展，药房和慢病患者所获得的实质性收益包括：患者健康状态的改善、患者用药依从性的提高、患者生命质量的改善、患者生活方式的改变、药品不良反应的减少、患者疾病成本的减少、患者对药房及药师的信任度提高、客流量增加、销售利润增长、口碑提升、消费者粘性增强等。

（二）社会药房慢病管理服务所面临的挑战不断出现

社会药房慢病管理服务的开展已经成为发展趋势之一，但完善的社会药房慢病管理服务模式还在探索与创新阶段，要面临的挑战也是不断出现。本课题组对成都市部分社会药房开展慢病管理服务所面临的挑战进行了调查，据结果显示，挑战主要集中在执业药师的配置方面（社会药房难以具备开展慢病管理的专业团队：66.7%；执业药师数量有限：63.0%；执业药师自身专业素质和能力有待提高：31.5%；慢病患者对社会药房、执业药师缺乏信任：44.4%），其他方面的挑战包括：慢病管理服务投入成本高，短期内难以收益

（48.1%）；慢病管理服务的项目单一化，不足以满足患者需求（35.2%）；慢病患者来源有限（33.3%）；慢病患者依从性差（27.8%）；慢病管理服务尚未收取服务费用（27.8%）；药房的侧重点在于药品营销，而非慢病管理服务（20.4%）。具体情况见图2。

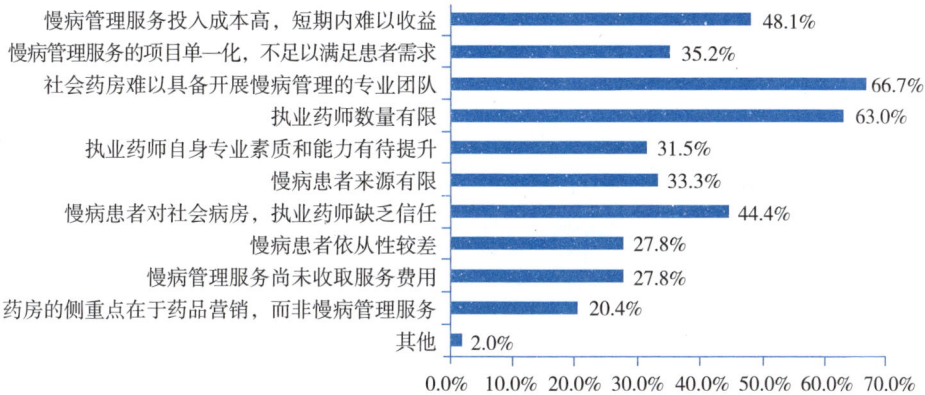

慢病管理服务投入成本高，短期内难以收益 48.1%
慢病管理服务的项目单一化，不足以满足患者需求 35.2%
社会药房难以具备开展慢病管理的专业团队 66.7%
执业药师数量有限 63.0%
执业药师自身专业素质和能力有待提升 31.5%
慢病患者来源有限 33.3%
慢病患者对社会病房，执业药师缺乏信任 44.4%
慢病患者依从性较差 27.8%
慢病管理服务尚未收取服务费用 27.8%
药房的侧重点在于药品营销，而非慢病管理服务 20.4%
其他 2.0%

图2　社会药房慢病管理服务所面临的挑战

（三）社会药房希望获得慢病管理服务的相关支持

根据调查结果分析可知，70.4%的社会药房希望有执业药师等专业人才参与其慢病管理服务；同时也希望得到技术方面的支持（75.9%）、政策方面的支持（64.8%）、慢病管理服务设备方面的支持（63.0%）、慢病药品方面的支持（50.0%）、运行经费方面的支持（48.1%）等。具体情况见图3。

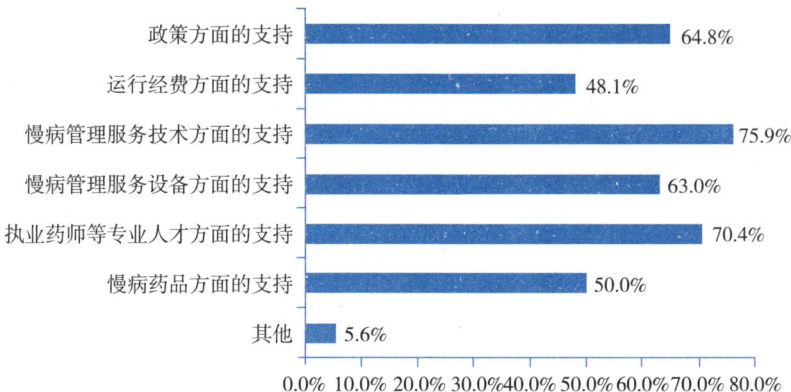

政策方面的支持 64.8%
运行经费方面的支持 48.1%
慢病管理服务技术方面的支持 75.9%
慢病管理服务设备方面的支持 63.0%
执业药师等专业人才方面的支持 70.4%
慢病药品方面的支持 50.0%
其他 5.6%

图3　社会药房希望得到的慢病管理服务相关支持

三、慢病患者对社会药房慢病管理服务的认知、需求和满意度

（一）加强慢病患者对社会药房慢病管理服务的认知

调查结果显示，慢病患者对社会药房慢病管理服务的了解程度为：完全不了解（76%），完全了解（8%），比较了解（7%），一般了解（9%）。慢病患者对社会药房慢病管理服务的接受程度：愿意（23%），比较愿意（27%），较不愿意（32%），完全不愿意（18%）。慢病患者对社会药房条件（专业人员、仪器设备等）的认知情况：有62.5%的慢病患者认为社会药房尚不具备开展慢病管理服务的条件。

分析可知，由于成都市慢病管理的主要执行者是社区卫生服务中心等基层医疗机构，慢病患者对社会药房慢病管理服务等相关工作缺乏一定的了解。因此，应当加强对社会药房慢病管理服务的宣传工作，同时优化执业药师配备和服务设备等各方面内容，提升慢病患者的认知度和信任度。

（二）慢病患者对社会药房慢病管理服务的需求呈多样化

问卷调查结果显示，有26.1%的慢病患者认为自己需要社会药房的慢病管理服务，22.7%的患者认为自己比较需要，而其他受访者则是不清楚或不需要。在社会药房慢病管理服务项目方面，慢病患者希望获得的服务项目包括：合理用药指导、基础指标检测、生活方式干预、建立健康档案、疾病健康教育、不良反应指导与监测、随访及效果评估、用药依从性评估等。具体情况见图4。

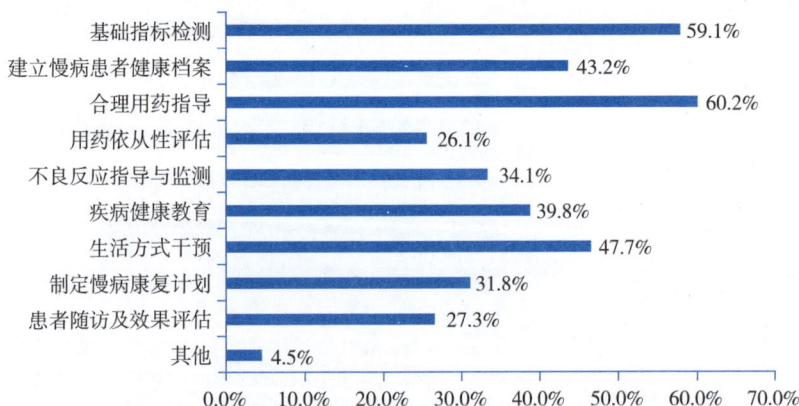

图 4　慢病患者希望获得的社会药房慢病管理服务项目

基于慢病患者对社会药房慢病管理服务项目的需求情况，我们对慢病患者希望获得的服务形式进行了调查。结果显示，58.0% 慢病患者希望服务形式是面对面的用药咨询服务；46.6% 的慢病患者倾向于提供宣传单、健康手册、杂志或短信等慢病资料的服务形式；33.0% 的慢病患者希望社会药房通过网站、药房 App、微信号等形式进行慢病知识宣传，这与社会药房的软件设备建设具有较大的相关性；29.5% 的慢病患者希望社会药房可以定期举办慢病相关的专题讲座。具体情况见图 5。

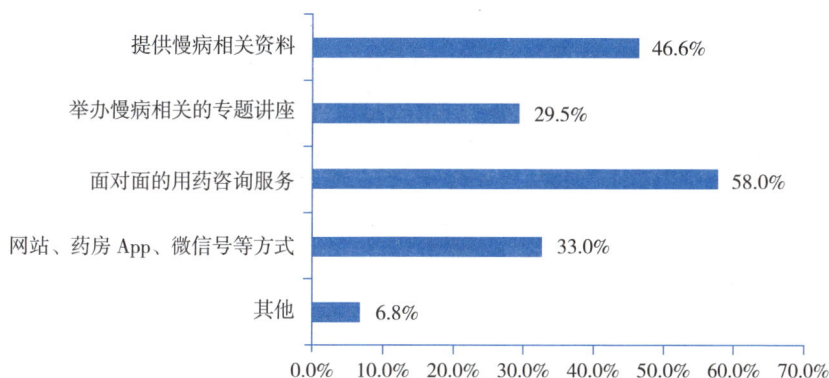

图 5　慢病患者希望获得的社会药房慢病管理服务形式

（三）提高慢病患者对社会药房慢病管理服务的满意度

本次调研针对已经参与到社会药房慢病管理服务的慢病患者进行了满意度分析。在慢病管理服务项目方面，有 50.0% 的患者对基础指标检测、合理用药指导和生活方式干预项目表示满意。其他服务项目的满意情况为：建立健康档案和疾病健康教育项目（37.5%）；用药依从性评估（25.0%）；疾病健康教育（37.5%）；制定慢病康复计划、不良反应指导与监测（12.5%）；患者随访及效果评估（25.0%）。在慢病管理服务形式方面的满意情况为：提供慢病相关资料、举办慢病相关的专题讲座（12.5%）；面对面的用药咨询服务（50.0%）；网站、药品 App、微信号等形式（25.0%）。

为了促进社会药房慢病管理服务的完善，应制定针对社会药房、执业药师和慢病患者的以健康结果改善为目的的不同激励措施。其中，针对社会药房和执业药师的激励措施体现在绩效考核体系应与服务内容和质量、服务价格等挂钩，并考虑与将慢病患者满意度纳入的服务质量监控机制相关联[5]。

四、社会药房慢病管理服务的发展愿景

目前，成都市部分社会药房慢病管理服务的开展广度较大，并取得一定成效。本次调研的样本药房中多数已具备了基础指标检测的硬件设备，慢病管理服务的项目较为丰富，软件设备和开展形式也在不断优化。部分样本社会药房通过提供个性化、系统化、精细化的慢病管理服务，在一定程度上满足了慢病患者的疾病监测、预防、治疗和管理需求。但同时也存在不足的方面，如执业药师占比不足，与邻近医疗机构合作较少等，慢病患者对社会药房慢病管理服务也缺乏一定的了解和信任，慢病患者对社会药房慢病管理服务的满意度尚待提升。同时，作为社会药房慢病管理服务的主要提供者，执业药师在未来的工作中应当加强对患者的合理用药指导、用药依从性评估、不良反应监测、疾病健康教育、制定慢病康复计划、随访及效果评估，同时结合慢病患者的实际需求和满意度，均衡发展服务内容和服务质量，探索慢病管理服务的创新模式。

《规划》提出，"强化政府责任、加强部门协作、促进社会参与，以提高人民健康水平为中心，实现由以治病为中心向以健康为中心转变，促进全生命周期健康，提高居民健康期望寿命"与"我省力争到2020年，降低因慢性病造成的过早死亡率，力争30~70岁人群因心脑血管疾病、癌症、慢性呼吸系统疾病和糖尿病的过早死亡率较2015年降低10%，人均期望寿命达到77.3岁。到2025年，慢性病危险因素水平得到有效控制，实现全人群全生命周期的健康管理，力争30~70岁人群因心脑血管疾病、癌症、慢性呼吸系统疾病和糖尿病的过早死亡率较2015年降低20%，人均期望寿命达到78.2岁，有效减轻慢性病疾病负担"。本次调研结果显示，在已开展慢病管理服务的社会药房中，95.7%的社会药房可以提供基础指标检测的服务，82.6%的社会药房能够提供合理用药指导的服务，50.0%的社会药房能够提供不良反应监测、疾病健康教育的服务，均可助力于《规划》中所提出的慢性病危险因素水平的有效控制，实现全人群全生命周期的健康管理，从而降低过早死亡率、延长人均期望寿命并有效控制因慢病所导致疾病负担。因此，随着成都

市健康产业的蓬勃发展，社会药房慢病管理服务将具有愈加重要的价值，为成都市慢病管理体系的全面筑牢工作发挥更大的作用。

（周乃彤　王静　胡明　杨男，四川大学华西药学院）

参考文献

［1］ Rothenberg RB, Koplan JP. Chronic disease in the 1990s ［J］. Annu Rev Public Health, 1990, 11(1): 267.

［2］ 四川疾病预防控制中心. 四川省疾控中心通报《2017年四川省人群健康状况及重点疾病报告》和《2017年慢性病防治状况报告》［EB/OL］. http://www.sccdpc.gov.cn/View.aspx?id=15534，2017-01-23.

［3］ 中华人民共和国商务部. 商务部关于印发《全国药品流通行业发展规划（2016-2020年）》的通知［EB/OL］. http://www.mofcom.gov.cn/article/b/g/201703/20170302525095.shtml，2016-12-26.

［4］ 四川省人民政府. 四川省人民政府办公厅关于印发四川省防治慢性病中长期规划（2017-2025年）的通知［EB/OL］. http://zcwj.sc.gov.cn/xxgk/NewT.aspx?i=20170630095918-337706-00-000，2017-06-27.

［5］ 刘月星，宗文红，王伟，等. 基于慢病管理模式的新型慢病管理模式应用的SWOT分析［J］. 中国全科医学，2013，16（12）：4078-4080.

借力"互联网＋"做好慢病管理 ▶▶

——汉口大药房慢病管理实践

　　慢病是慢性非传染性疾病的简称，起病隐匿、潜伏期长、病程长且缓慢，需要长期的药物维持治疗。慢病是严重威胁我国居民健康的一类疾病，已成为影响国家经济社会发展的重大公共卫生问题。国家相关部委相继发布《中国慢性病防治工作规划》等政策文件，积极构建慢病防控体系。在此背景下，慢病管理市场参与主体主要包括：为患者提供诊断，并完成治疗的医疗机构以及患者长期治疗过程中为其提供医药产品的社会药房。二者相对独立，有各自的运营模式。相较于医疗机构，社会药房开展慢病管理以执业药师为主，缺少医师的配合，同时慢病患者流动性大。

　　"互联网＋"的创新成果与经济社会各领域深度融合，形成了以互联网为基础设施和创新要素的新形态。在医药领域，互联网信息平台的搭建使远程医疗得以实现，促进了医院、医务人员与患者之间的有效沟通；医疗健康教育培训云平台的搭建，提供了多样化的在线教程，有利于从业人员提高业务素质；信息化的电子档案管理，实现了在线查询，有利于档案信息共享。如何利用"互联网＋"将医疗机构和社会药房的资源结合起来，利用各自的优势发挥最大功能，是执业药师发展的机遇。中国医药集团旗下国药控股（湖北）汉口大药房连锁药店通过自身的实践在慢病患者管理方面做出了自己的特色，值得我们借鉴。

一、以重症患者为契机，吸纳医院慢病资源

　　重症慢病患者因为其自身的特殊性（严重的病情和高额的药品费用），一直以来都是选择在医院进行就诊取药。国药控股（湖北）汉口大药房针对这类重症慢病患者，进行配套的软、硬件升级。软件方面，聘请资深的临床药学专家构建专业的药学服务团队，通过精准的药学服务管理提高重症慢病患者的就诊体验，与患者建立长期的友好关系。硬件方面，汉口大药房获得

重症慢性病医保统筹支付定点资质，开通了高血压、糖尿病、血管介入、恶性肿瘤等十余个病种，使得这类重症慢性病患者能够享受和医院一样的医保报销政策；同时积极与医疗机构协作，通过互联网技术进行处方信息对接，满足这类患者的处方要求。被吸纳的重症慢病患者可以分为两类：一类是先在医疗机构进行就诊，然后到店的患者。此类患者凭借慢病病历，由执业药师完善处方信息，进行完整的用药交代，随后进行后期药物治疗监护。另一类是直接到店的患者，对于这类患者，借助乌镇互联网医院和湖北省互联网医院平台同医师面对面完成诊断，由医师在平台上开具电子处方，在店执业药师进行处方审核，完成用药交代，随后进行后期药物治疗监护。

二、以患者为中心，开展慢病药学服务

国药控股（湖北）汉口大药房与武汉海云健康科技股份有限公司合作，打造以患者为中心的"存健康"会员管理系统。该系统的使用贯穿慢病管理的整个过程，为慢病管理提供便利。首先，执业药师构建患者完整的健康档案。当患者进店咨询或购药时，店员会引导患者办理会员，借助"存健康"系统为该患者建立电子健康档案，内容包括个人基本信息、每次的购药记录、各项检测记录及结果、执业药师的用药指导、服务记录等信息。有别于医院的 His 系统，该系统可以实现与患者的信息共享。患者只需关注微信公众号就可以及时了解自己的基本用药情况。其次，执业药师对患者进行用药教育。执业药师可以通过"存健康"系统向患者发送用药提醒与检测结果提醒，也可以与患者完成即时在线交流。最后，执业药师评估药物治疗效果。执业药师通过后台系统随时调取电子健康档案，比较每个阶段的检查结果，掌握患者用药效果，对药物治疗效果进行评估。

三、运用大数据分析，做好精准服务

在慢病管理过程中，借助"存健康"系统的大数据优势帮助执业药师对患者的用药进行分析。比如根据临床指南某类患者必须使用某类药品，如果后台发现使用率偏低，那么就证明相当一部分患者没有使用该药品或没有在该药店购买该类药品。对于这类患者，执业药师就需要引起重视，掌握其

是否规律使用该类药品，并采取相应的措施。与此同时，后台大数据还可以根据患者在药房购药的频率和消费金额将会员划分为不同的等级，如核心会员、新增会员、睡眠会员等。及时掌握会员的活跃程度，如果出现会员流失，后台数据也能够及时反映，据此药店可以安排门店专员进行回访，了解患者的需求，为执业药师进行药物治疗管理服务提供依据。在服务过程当中，执业药师可以根据会员的属性，为不同的会员贴上相应的标签，如附近会员、特殊职业会员等。系统会自动识别会员信息，当患者需要再次购药时，可以推荐患者到最近的药店取药。通过大数据的分析，掌握了不同类别患者的需求，在此基础上根据患者的需求打造高素质专业团队：以执业药师和执业医师为主的药学服务团队，以中药养生师和营养师为主的健康管理团队。通过在线教育平台创建慢病管理的知识库体系，方便执业药师随时随地学习和分享。

从汉口大药房在慢病管理中的实践，我们看到了"互联网＋"给执业药师带来的发展机遇。2017 年 1 月 9 日国务院发布《关于印发"十三五"深化医药卫生体制改革规划的通知》，指出：坚持医疗、医保、医药联动改革。调整市场格局，使零售药店逐步成为向患者售药和提供药学服务的重要渠道。医改政策的落实，对执业药师提出了更高的要求，期望执业药师在保障公众健康方面发挥出重要的作用。同年，国务院办公厅发布了《中国防治慢性病中长期规划（2017—2025 年）》，指出要推动互联网创新成果应用，促进互联网与健康产业融合，发展智慧健康产业，探索慢性病健康管理服务新模式，充分利用信息技术丰富慢性病防治手段和工作内容，推进预约诊疗、在线随访、疾病管理、健康管理等网络服务应用，提供优质、便捷的医疗卫生服务。我们有理由相信，在新的政策、新的技术的推动下，执业药师发展会迎来新的前景。

（王力霞　刘智明　张春霞　舒阳，武汉市武昌医院）

上海市部分零售药店开展药学服务的若干特色 ▶▶

近年来，国家鼓励零售药店开展药学服务，颁布了一系列重要政策。《"十三五"国家药品安全规划》明确提出，到 2020 年，执业药师服务水平显著提高，所有零售药店主要管理者具备执业药师资格、营业时有执业药师指导合理用药[1]。显然，药学服务是保障消费者用药安全的重要手段，加强药学服务是社会对药品零售企业的必然要求。

上海市食品药品监督管理局早在 2006 年就制定了《上海市药品零售企业药学服务规范（试行）》，推进药品零售企业开展药学服务工作[2]。要求所有药品零售企业必须按规定配备执业药师，设立执业药师咨询服务区（台），开展规范的药学服务，鼓励药店主动为社区服务，在社区开展保健知识和合理用药的宣传等。据上海市医药商业行业协会数据，截至 2017 年底，上海市共有零售药店 3817 家，注册的执业药师 6549 人，其中零售药店有 5949 人，平均每家零售药店可配备 1.5 个执业药师。经过十多年的发展，上海市部分零售药店积累了一定的药学服务经验。因此，本文选取上海市若干有代表性的零售药店，对其药学服务实施情况进行现场调研，了解其开展药学服务的特色做法，为改进专业服务能力提供有价值的参考，从而促进我国药品零售企业整体的药学服务水平的提升，确保消费者的用药安全。

通过查阅上海市食品药品监督管理局网站上的文件，采访上海市医药商业行业协会专家，参考官方统计数据[3-5]，并考虑了药店的规模、经营状况和地理位置等因素，在对 10 家零售药店进行现场调查和访谈后，发现有 3 家零售药店的药学服务工作开展情况较好，分别是：上海第一医药股份有限公司上海市第一医药商店（以下简称"第一医药"）、国药控股国大药房有限公司（以下简称"国大药房"）、上海雷允上药业西区有限公司雷允上药城分公司（以下简称"雷允上药城"）。第一医药是全国首家引入"优良药房工作规范"

的药店；国大药房的慢性疾病管理项目开展得很有特色；而雷允上药城是中医药的老字号品牌。这三家药店在药历建立、患者随访和健康宣教工作的开展以及提升药学服务人员专业素质方面做得比较有特色。

一、建立完整的药历，加强用药后的跟踪随访

药历是执业药师为参与药物治疗和实施药学服务而为患者建立的用药档案，采集的信息主要包括：患者个人基本信息、目前病情与诊断、用药体验、疾病史、过敏史、药物治疗方案等[6]。为了更好地对患者实施个性化管理，有条件的零售药店开始逐步展开药历的建立工作，利用药历指导消费者合理用药并提供后续服务。在调研的 10 家零售药店里，有 5 家已经开始为患者建立药历，其中 3 家建立了一定数量且信息较为完整的药历。三家药店里，第一医药主要是利用信息化手段把免费检测和建立药历的工作结合起来进行，国大药房和雷允上药城细分患者人群，专门针对慢性疾病患者建档，并在慢性疾病管理过程中逐步完善档案。建立药历的目的是为了更好地服务于药物治疗管理，三家药店都很重视用药跟踪随访。

（一）融合创新科技，把免费检测和建立药历结合起来打造大健康的专业服务

第一医药利用信息化手段，将免费检测和建立药历的工作结合起来，整合检测数据、用药指导和咨询记录等。第一医药设有专门的药学服务区，接待时间是每天 9：00~22：00，服务区内保证有执业药师值班。药学服务区内的"健康小屋"是第一医药委托专业厂家定制的多参数生理监测仪，能快速无创为顾客检测包括身高、体重、血压、血氧、体温、心电、心率、人体成分的 8 项指标，为顾客提供从身体检测到用药指导、运动、饮食、中医养生建议等一系列的专业化服务。第一医药把"健康小屋"检测作为一项公益活动，顾客只需凭身份证、按指纹就可以免费进入检测系统，检测系统电子屏幕能自动提示指导顾客完成检测，智能便捷的人机交互使用方式，使大部分顾客都能自主完成上述 8 项检测。当顾客完成各项检测后，可以选择打印检测数据或者直接扫描屏幕上的二维码，届时检测数据可发送至顾

客手机，方便顾客查看。执业药师将根据顾客检测的结果，提供从慢性疾病用药指导到日常养生保健等专业服务。顾客的检测数据也同步传送至管理系统后台，由执业药师运用信息技术整合多渠道的数据，将利用检测数据、用药记录、咨询记录等多维度的数据资料为顾客量身定制个性化的药历，进而提供用药提醒、送药上门、一对一执业药师咨询等专业服务。从2016年10月引进这台机器以来，目前已经约有2400人通过测试，并建立了药历。

（二）细分购药人群，有针对性地为慢性疾病患者建立药历，重视回访

随着人口老龄化和糖尿病、高血压等慢性疾病的流行，零售药店将承担起越来越多的慢性疾病早期发现、病情监控和患者教育的职责。国大药房从2014年开始启动慢性疾病管理项目，以糖尿病项目为切入点，把项目方法复制到高血压、高血脂等慢性疾病中，通过慢性疾病管理实现专业化药房战略定位，逐步建立起独具优势的药学服务体系。目前，在上海国大药房有糖尿病会员约3.4万人，高血压会员约5.2万人。绝大部分门店都已经开展慢性疾病服务项目，门店配备有糖尿病专员和高血压专员各51人，基本上每个门店配备1~2名慢性疾病专员。门店里专门开辟出独立的区域作为"健康服务中心"，可以进行免费咨询、监测血糖血压、用药指导、患者教育等。以糖尿病会员为例，糖尿病专员首先为其建立独立的健康档案，包括基础资料、检测情况及主要症状、现有疾病管理方案、合理用药方案、监测记录等。然后按照专业标准服务流程对会员进行管理，包括定期的回访及跟踪，一般是根据用药情况，在患者一个阶段的药品即将用完之前，打电话询问使用效果，进一步调整用药方案。如果患者有一段时间未按约定的健康解决方案反馈，专员也会主动电话回访提醒，帮助其充分利用监测记录来指导治疗。专员还会针对糖尿病高危人群进行预防教育，不仅仅是用药上的专业指导，还会给予更多的生活建议和糖尿病知识普及。至今，国大药房已经建立了免费建立档案—血糖检测指导—用药方案跟踪—新的解决方案—血糖变化跟踪—患者教育交流的管理体系，确保患者能够得到个体化管理。

雷允上药城也对购药的患者进行细分，主要是针对慢性疾病（心血管、高血压、糖尿病等）患者建立药历，药历内容相对比较完整，包括一般资料（年龄、性别等）、过敏史、疾病史、目前用药和曾经用药情况、购药记录（品名、规格、数量、日期等）、身体症状、运动及饮食习惯、情绪控制、不良反应、用药指导、回访记录等。药店要求对参与建档的老顾客每月回访一次，新顾客每月回访两次。回访方式可以是入店回访、电话回访或上门回访。目前，雷允上药城主要展开的是入店回访，在患者第二次或第三次入店购药时，由执业药师详细询问其上一次购药后的使用效果，并在药历上详细记录，从而利用每一次随访的详细记录来指导患者合理用药。

二、结合自身特色开展形式多样的健康宣教活动

《执业药师业务规范》中要求，执业药师有责任和义务对公众宣传疾病预防和药品使用的知识，积极倡导健康生活方式，促进合理用药[6]。从调研的 10 家零售药店来看，有 7 家开展过健康知识讲座，一般邀请经验丰富的医生和执业药师作讲座，内容涉及常见疾病预防、养生保健、提高免疫力、女性健康知识、过期药品处理等方面，讲座有时在药店进行，有时在社区里举行，有一家药店因为靠近写字楼，还会定期在商务楼做宣教。有 7 家药店会在店内提供若干种药学相关图书供消费者翻阅。随着微信的普及，有 6 家药店开始建立微信公众号给会员推送健康资讯。具体到代表性的三家零售药店也有自己的一些特色做法。

（一）展开多层次的健康宣教活动

国大药房对于慢性疾病会员的健康教育主要分为三个层次：一对一、一对多（10~50 人）和大型讲座（上百人）。每个慢性疾病专员都会对自己负责的慢性疾病会员进行一对一的健康教育。一对多的教育一般由助教组织，而大型讲座一般是请资深的医学专家或是企业自己培养的技术指导作讲。健康宣教的内容既有药品本身的知识，也有慢性疾病的饮食、运动及生活保健等。每个专员都有自己的会员微信群，可以针对病种和患病程度不同，筛选

出符合条件的会员定期接受患者教育。这种精准的患者服务使得每次来店里听讲座的患者的比率较高，患者对讲座的满意程度也比较高，达到了开展健康宣教活动的目的。

（二）结合自身特色，开展患者感兴趣的中医养生保健活动

雷允上药城结合自身中医药老字号品牌特点，传承中药文化，展开患者感兴趣的中医养生保健活动。每半个月会举行一次"中医中药社区行"活动，请知名的中医或是自己的执业药师做一些讲座普及健康知识，内容包括中医养生、慢性疾病的预防保健、中药材鉴定、换季注意事项等。到了每年冬令膏方季，膏方的"一人一方""个性化定制"，注重个人体质辨识，已然成为时下高品质养生的代表方式之一。雷允上药城每年的 11 月左右都会特邀上海市名中医领衔为百姓开展免费冬令膏方咨询活动。

（三）鼓励执业药师走出药店，走进社区

执业药师是社区居民最容易接触到的健康看护者和安全用药专家，可以通过适当的咨询活动，告知社区居民如何避开慢性疾病的危险因素[7]。执业药师在社区中也可以扮演医药和健康信息的提供者，在社区举办慢性疾病预防讲座，发放宣传资料，帮助社区居民了解慢性疾病的危险以及预防慢性疾病的重要性。第一医药和雷允上药城都会每月固定一天安排执业药师进社区开展药学服务活动。第一医药专门成立了"（依嘉）劳模服务创新工作室"，由全国劳动模范陶依嘉全力发挥劳模"传、帮、带"作用，带领工作室的 4 名执业药师以服务创造价值。每月的 20 日清晨，在新世界门口、南京路步行街第一医药商店门口以及置地广场门口 3 个点，为老百姓做免费健康检查。同时，常规性开展"诚信服务进社区"活动，执业药师走进社区，为居民开展各类健康咨询活动和免费检查。雷允上药城也鼓励执业药师积极走出去，参与社区活动，药店每月固定一天会安排执业药师进社区服务，为社区居民测血压、进行健康咨询、帮助检查家庭小药箱等。由执业药师主导，经常性开展这样的健康宣传活动，可以提升社区居民对执业药师专业服务的信任度，也有利于用药跟踪和随访工作的展开。

三、重视提升执业药师的专业素养，打造零售药店专业服务团队

执业药师是药学服务的实施主体，其知识结构和水平直接影响了药学服务开展的程度和质量。无论是基础的用药指导、用药咨询还是用药后的跟踪随访、患者教育，都对执业药师的专业水平有着较高的要求。被调研的每家零售药店均对执业药师进行培训并建立培训档案，也均会参加监管部门及行业协会开展的培训。而几家代表性的零售药店则采取更为积极主动的措施提高执业药师的专业能力。

（一）重视培养专业化人才，构建人才梯队

为了实现专业药房的可持续发展，国大药房非常重视培养执业药师成为专业化慢性疾病服务人才，构建由专员、助教和技术指导组成的人才梯队。专员定位为慢性疾病教育服务和门店兼职培训；助教定位为区域专员带教和患者教育骨干；技术指导定位为企业内部专业讲师。培训形式包括现场选拔、自学、现场授课、现场考试、远程辅导、现场辅导等。所有的慢性疾病专员必须通过严格的选拔考核。首先选拔专业能力强、有学习意愿的店员，他们必须先经过 3 次理论考试（达标分 90/80/80），成绩合格才可作为储备专员进入下一阶段学习，再经过 40 个合格的微信案例和 8 个书面案例分享以及专业服务能力测评，门店会员管理达标，全部合格后才成为真正的慢性疾病专员，进入专业服务阶段。专员也要经过不断的服务技巧和专业综合考核，选拔优秀者成为助教。助教需至少培养出 4 名合格专员，所属专员有效案例点评 100 个。最后，在助教中进一步选拔技术指导，对于技术指导的实践应用能力和授课能力要求很高。这种人才梯队培训方式对于执业药师而言是一种从知少到知多，从知多到掌握，从掌握到熟练的过程。

（二）从理论到实践，拓展培训的深度和宽度

除了参加管理部门及行业协会开展的培训，零售药店自己也会开展形式多样的培训。比如雷允上药城每天早上都会有 10 分钟到 1 小时的晨会；每月至少有 1 次集体培训，培训内容包括药品最新政策解读、疾病治疗知识和沟通交流技巧等诸多方面，培训形式也多元化，有的时候借助企业资源，与

知名厂商合作，对执业药师进行药品的专业知识培训；有的时候进行网上继续教育或者利用企业自己的公众号自学相关知识。学习结束后会安排统一考试，如果不合格需要补考，直到合格。而且零售药店不仅仅拓展培训内容的宽度和深度，更加重视实践能力的培养。比如，国大药房要求专员把实际接待的患者情况写成案例，进行案例分析，通过一次次的案例点评提高实际的药学服务水平。雷允上药城鼓励员工积极参加"雷氏杯"药学服务技能大赛，通过比赛激发员工的学习动力，促使员工主动提高自身的专业素质。

四、结束语

总而言之，越来越多的零售药店开始重视药店的药学服务工作，认识到要以专业服务增强零售药店的核心竞争力。部分零售药店积极探索以社区居民为对象，以执业药师等为实施者，融合健康教育、健康促进、慢性疾病管理的药学服务模式，对于其他零售药店提高药学服务水平有着一定的借鉴性。当然，在探索实施的过程中也存在很多困难，比如在给患者建立药历和进行用药随访时由于涉及到患者隐私而不被患者理解，执业药师服务水平参差不齐，公众对零售药店执业药师的专业价值认可度不高等。未来零售药店还需要从自身出发，将零售药店的药学服务质量有效提升上来，通过提供良好的药学服务改变患者盲目用药的状态，提高执业药师在消费者心目中的信任度，从而确保公众用药安全，有效保障人们的身体健康。

（洪兰　叶桦，复旦大学药学院）

参考文献

［1］国务院关于印发"十三五"国家食品安全规划和"十三五"国家药品安全规划的通知［EB/OL］.http://www.gov.cn/zhengce/content/2017-02/21/content_5169755.htm，2017-02-21.

［2］上海市药品零售企业药学服务规范（试行）发布［EB/OL］.http://www.shfda.gov.cn/gb/node2/yjj/xxgk/zfxxgk/zxxxgk/yp/userobject1ai8768.html，2016-04-11.

［3］上海市食品药品监督管理局. 上海市药品零售企业数据库［EB/OL］. http://app1.shfda.gov.cn:8088/sfda/type.do?method=show&type=2，2018-04-12.

［4］2016~2017 年度中国药店发展报告:2016~2017 年度中国药店直营连锁 100 强［EB/OL］. http://www.ydzz.com/html/ph2016/index.php?id=3，2017-04-15.

［5］2016~2017 年度中国药店发展报告：2016~2017 年度中国药店单店榜 100 强［EB/OL］. http://www.ydzz.com/html/ph2016/index.php?id=5，2017-04-15.

［6］《执业药师业务规范》正式发布［EB/OL］. http://www.cqlp.org/info/link.aspx?id=3181&page=1，2016-12-04.

［7］王健，康震. 我国药店药学服务内容与服务补偿探讨［J］. 中国执业药师，2015，12（9）：46-54.

基于意愿支付法的国外社区药房药学监护价值评估及其启示 ▶▶

随着"医药分家""取消药品加成""禁止医院限制处方外流"等政策的逐步落实与贯彻执行，不但医疗机构药师在患者药物治疗中的作用日益凸显，社会药房执业药师也将成为保障患者用药安全、促进大众合理用药的核心力量。从国外的经验看，付费式药学服务是药学专业化发展的必然要求。药师以专业知识和经验提供优良的药学监护，引导合理用药需要有制度激励和价值补偿才能不断维持下去。2016 年，我国已发布《中国药学服务标准与收费专家共识》，该共识给出了我国医疗机构药事服务标准及收费的建议[1]。但至今国内尚未出台针对社会药房执业药师提供药学服务的相关补偿标准或配套政策。

北美、欧洲、澳大利亚和新西兰等国家或地区采用不同的方法测算了包括医疗机构和社区药房在内的药师进行用药评估、慢病用药监护、处方调整、紧急避孕辅导、戒烟咨询和轻微疾病服务方案等 60 个药学服务项目的付费标准[2]。但这些标准部分是由各国家卫生服务系统或地区政府健康项目根据各自经济水平和医疗保障体系设定的，费用水平差异较大；同时，这些标准既有针对医疗机构也有针对社区药房的药学监护项目，二者的范围和目的不尽相同；最后，这些价值标准的测算方法难以直接模仿或获得，其水平也无法直接在我国适用和实施。

意愿支付法（willingness to pay，WTP）作为一种测算非市场化服务价值水平的方法，更直接和接近实际，计算结果应用性好，近年来越来越多地被用于药学领域。本文对基于 WTP 的药学服务意愿支付的区域范围、项目类型、水平等文献进行系统分析，以期对我国药学服务质量的提高有所启示。

一、基于 WTP 的社区药房药学监护价值研究总体情况

本研究以 PubMed 和 CNKI（中国知网）作为目标检索数据库，选择 "willingness to pay" 分别联合 "medication therapy management" "pharmacy service" "pharmaceutical care" 等及其对应的中文作为关键词，分别检索公开发表的中英文献。研究纳入采用 WTP 法对社区药学监护价值评估的研究型文献，最终纳入 44 篇英文文献；无符合纳入、排除标准的中文文献。检索结果可见，全球范围内，有关 WPT 测算药学服务价值的公开文献最早于 1973 年发表于 Journal of the American Pharmaceutical Association 杂志。每年公开发表的文献数量较为稳定，均为 1~3 篇。

二、纳入文献区域

纳入文献中，从国家层面进行支付研究的有 17 个，包括美国、英国、加拿大、韩国、澳大利亚、保加利亚、日本、波兰、沙特阿拉伯等。从地区层面进行的研究有 27 个，超过研究总数的一半。其中，以美国地区作为研究地域背景的文献数量最多。这是由于美国临床药学经过 50 多年的发展，药师不断认识、改进和创新已获得公众的高度信任，可以通过凭借丰富的药学知识获得报酬。上述结果一方面可以反映出，WTP 法应用于药学监护价值评估不会受到研究区域范围的限制；另一方面也可以看出，只有在临床药学具有一定程度突破发展的国家，药师具备了提供专业药学服务的能力，社区药房能够发挥延伸医疗服务的功能，公众才会开始考虑付费问题。

三、评估社区药房药学监护价值的项目及演变

公开发表文献所针对的具体药学服务项目共包含 23 种，本研究将文献中评估药学监护项目类型分为综合性的药学服务、针对具体疾病的药学监护、针对具体药物的药学监护以及药学监测与检测四类，具体见表 1。

表 1　研究评估的药学监护项目类型

药学监护项目类型	数量	具体项目名称
综合性的药学服务	8	药历管理、药学服务管理、用药提醒系统（Medication reminder system）、药学监护、药学临床服务、药学咨询服务、药物相关问题的管理、药物治疗管理
针对具体疾病的药学监护	8	胆固醇监测服务、哮喘相关健康教育、糖尿病管理服务、高血压健康促进服务、慢性肾脏疾病风险评估、骨密度相关健康教育服务、认知记忆筛查与转诊服务、体重管理
针对具体药物的药学监护	4	抗生素咨询服务、非处方药相关健康教育服务、激素替代疗法咨询、草药咨询
药学监测与检测	3	药物基因组学检测、即时现场检验服务、骨密度筛检服务

WTP 法评估药学监护的项目类型具有随时间发展的趋势：早期的研究多针对综合性的药学服务，之后伴随临床药学学科的发展，价值评估的项目更加具体和细致，越来越倾向于针对特定的疾病、药物或药学监测与检测。可见，消费者需要的社会药房药学服务，逐渐由笼统的药物咨询和管理，转变为更为具体的药学监护项目。

四、消费者对社区药房药学监护付费的意愿支付总体情况

比较多个研究结果显示，被调查者对药学监护相关项目付费的意愿差异较大，愿意支付的百分比从 5% 到 95%；且该百分比的高低不受时间年代的发展，各地区临床药学水平的影响。其中，药学监护项目设置或描述的越具体，消费者意愿支付的比例越高。其原因可能在于：①研究者设定的支付水平不同；②研究对药学监护内容描述的清楚程度无从得知；③研究结果受被调查者认知水平、社会地位、收入情况等影响。

五、消费者对社区药房药学监护的支付水平

纳入研究的文献中，29 篇报告了被调查者具体的支付意愿水平，详见表 2。

表 2　文献所提及的药学服务项目的支付意愿水平

编号	年份	药学服务项目	地域背景信息	支付意愿水平 （货币单位为：美元）
1	1983	抗生素咨询服务	亚利桑那州	2.16（平均数）
2	1988	胆固醇监测服务	亚利桑那州	前：11.60（平均数） 后：14.35（平均数）
3	1999	哮喘相关健康教育服务	印第安那州	29.50（平均数）
4	2000	药学监护	美国	27.87（平均数，初次） 12.91（平均数，后继）
5	2000	药物相关问题管理	纽泽西州	5.57（平均数）
6	2001	哮喘管理服务	肯塔基州	8.97（平均数）
7	2001	糖尿病管理	得克萨斯州	28.16（平均数） 30（中位数）
8	2001	草药咨询	华盛顿哥伦比亚特区	最少 30 或超过 60
9	2002	骨密度筛检服务	威斯康辛州	50（中位数）
10	2002	糖尿病管理	得克萨斯州	43.90（平均数，改善 25%） 56.60（平均数，改善 50%）
11	2003	高血压健康促进服务	魁北克省	前：3.29（平均数，加元） 后：0.54（平均数，加元）
12	2005	激素替代疗法咨询	美国	42.07（平均数，改善 50%） 65.60（平均数，改善 100%）
13	2008	药物治疗管理	加利福尼亚州	21.37（平均数） 10（中位数）
14	2009	药学治疗管理	犹他州	10（中位数）
15	2009	药学监护	日本	3.50（平均数） 4.00（平均数，想要去支付的人的水平）
16	2010	药物治疗管理	伊利诺伊州	17.57（平均值） 15（中位数）
17	2011	药物治疗管理	田纳西州	13.31（平均数）
18	2012	糖尿病管理服务	保加利亚	1.58（平均数）
19	2012	哮喘管理服务	韩国	91.26（平均数）
20	2014	药学监护	波兰	7.00（平均数）

续 表

编号	年份	药学服务项目	地域背景信息	支付意愿水平 （货币单位为：美元）
21	2014	体重管理服务	新南威尔士州	9.62（中位数）
22	2014	认知记忆筛查与转诊服务	北卡罗来纳州	5~10（77.2% 的意愿支付值） 11~15（4.5% 的意愿支付值） 16~20（13.6% 的意愿支付值） 21~25（4.5% 的意愿支付值）
23	2014	药物治疗管理	加利福尼亚州	33.15（平均值）
24	2015	咨询服务	西澳大利亚州	8.23（平均值，标准型服务） 12.35（平均值，增强型服务）
25	2015	药物治疗管理	不列颠哥伦比亚省	21.26（平均数）
26	2016	咨询服务	英国	69.19（平均数）
27	2018	药物治疗管理	沙特阿拉伯西部地区	28.49（平均数）
28	2018	慢性肾脏疾病风险评估服务	塔斯马尼亚岛	20（29.2% 的意愿支付值） 10（25.8% 的意愿支付值） 5（19.1% 的意愿支付值）
29	2018	即时现场检验服务	美国	50 及以上（75% 的更希望由社区药房提供即时现场检验服务的群体的意愿支付值） 50 及以下（79% 的受访群体的意愿支付值）

六、国外采用 WTP 法评估社区药房药学监护价值对我国的启示

（一）在统一药学监护项目内容和标准前提下，基于不同区域进行价值评估

现有国外研究显示 WTP 法本身应用于药学监护价值评估不受研究区域范围大小的限制。因此，为平衡各地区经济发展水平差异所带来的影响，我国应用 WTP 法进行社区药学监护的价值评估时，应考虑在统一药学监护项目、内容和标准的前提下，基于不同地区分别展开评价，以此为基准确定全

国的最低支付水平，然后各地再根据具体情况药学监护规范做出分级、分类的调整。

（二）执业药师的药学服务应聚焦于具体药学监护的项目

公开发表文献使用 WTP 法评估的药学服务项目共二十余种，大致可分为综合性药学服务、针对具体疾病的药学监护、针对具体药物的药学监护以及药学监测与检测四类。从研究发表的时间来看，早期的文献多评估的是综合性的药学服务，如药物治疗管理、药学咨询服务等；伴随临床药学专业的不断发展，近期的研究更聚焦于具体的药学监护项目，如糖尿病管理服务、激素替代疗法咨询、药物基因组学检测等。可见，无论是国内还是国外，药师工作的专业化、临床药学的专科化才是未来的发展方向。这也提示，执业药师在重新审视自己的职业定位时应聚焦于具体药学监护的项目，而非笼统的药学服务、药物咨询等。

（三）正视患者对药学监护付费的否定态度和意愿表现

国外现有基于 WTP 的药学监护价值水平评估研究中，有接近 35% 的研究没有报告具体价值水平，仅给出了患者是否愿意为药学监护相关项目付费的结果；其余的研究则给出了意愿支付的具体价值水平。研究结果显示：尽管国外很多国家临床药学发展已经相对成熟，但也不是所有患者都愿意为药学监护服务买单。针对不同药学监护项目，患者的意愿支付率从 5%~95% 不等。因此，国内药师在面对患者的否定态度和意愿表现时不必只感到挫败，应当意识到国内外的药学服务和临床药学专业发展面临相似的问题。造成患者不愿意的原因有很多，比如对药师提供的服务水平持保留意见，患者高度服从医生而不信任药师等。这种局面的改变不仅需要药师不断提高专业能力，增加自身的附加值，同时也需要政策环境的支持和引导。

（四）参考国外基于 WTP 评估的药学监护项目价值的方式和水平

超过一半的研究报告了患者意愿支付的具体水平，且绝大多数以均值的形式表达；支付水平从 1.58 美元到 91.26 美元不等。其中，2012 年保加利亚的一项针对糖尿病管理的意愿支付水平最低；同年，韩国的一项针对哮喘管理的医院支付水平最高。若不考虑研究时间和评估项目的差异，简单计算现有研究的意愿支付平均值在每次 27.61 美元左右。相比美国 1993 年基于 RBRVS 法（Based Integrating Performance Appraisal System, RBRVS）评估药学监护项目得到的支付值（包含从 34 美元到 148 美元的五个等级的药学监护服务费）[3]，以及英国国家卫生服务体系（NHS, National Health Service）规定的，提供药物使用审查（MUR, medicines use review）、新用药服务（NMS, new medicine service）等优化药学服务，每次可以收取 28 英镑的费用[4]，该水平都在合理范围内。这也进一步证明了 WTP 法评估药学监护价值的可行性。但该水平是否能够为我国参考，需要用实证调研结果作为证据支撑。

（五）国外基于 WTP 评估药学监护价值对我国应用的启示

本研究未检索到国内有公开发表的采用 WTP 法对药学监护进行价值评估的文献。这可能与本研究所界定的药学监护范围有关，也可能与我国目前的药学监护开展的水平及对药事服务费的理解不统一有关。一方面，消费者对执业药师在社区药学监护中承担的工作认知不足。调查结果显示，多数居民对所提供的药学监护感到陌生，在药品使用方面存在疑惑时，更倾向于咨询医师而非询问药师[5]。这可能会造成社区居民排斥参与相关意愿支付的研究。另一方面，国内即便采用其他方法测算的药事服务费也多将药学监护的费用等同于药品费用，或将其混入整个药物治疗方案中评估，无法单独体现药师提供专业服务的劳动价值、技术价值；同时，部分研究进行药事服务费研究的目的是为了支付药房运营成本或基础药学服务（如调剂、配送等），而非药师提供的专业服务[6]。这些都使药学监护价值评估和付费受到阻碍。

现有国外研究结果可以为我国开展相关研究提供一定的理论依据及参考。但是，为了保证研究的科学性和有效性，国内若开展相关研究应当注意：为被调查者构建一个被认为合理且有意义的场景是至关重要的第一步；同时，调研前必须要建立相对完整和统一的药学监护模式及标准，实施人员在调研时也应对此进行仔细和完整地描述。也就是说，药学监护的收费应在建立标准化流程和路径的基础上，否则无法保障药学监护的质量和水平，也无法获得消费者对药师提供药学监护服务的信任。

（杨男　鲍俊霖，四川大学）

参考文献

［1］中国健康促进基金会医药知识管理专项基金专家委员会，中国药学会医院药学专业委员会，中国医院协会药事管理专业委员会，等．中国药学服务标准与收费专家共识［J］．药品评价，2016，13（14）：8-24.

［2］王健，康震．我国药店药学服务内容与服务补偿探讨［J］．中国执业药师，2015，9（12）：46-54.

［3］罗伯特 J.奇波利，琳达 M.斯特兰德，彼得 C.莫利．药学监护实践方法——以患者为中心的药物治疗管理服务［M］．康震，金有豫，朱珠，译．北京：化学工业出版社．2017.

［4］中国药科大学国家执业药师发展研究中心．中国执业药师发展报告（2016）［M］．北京：中国医药科技出版社．2017.

［5］Painter J T, Gressler L, Kathe N, et al. Consumer willingness to pay for pharmacy services: An updated review of the literature［J］. Research in Social and Administrative Pharmacy, 2018.

［6］卞俊，娄月芬，徐向辉，等．提高社区药学服务水平的探索与实践[J]．中国药房，2017，28（20）：2855-2858.

2017 年泰州市执业药师管理 ▶▶

执业药师在保障药品质量和公众合理用药、身体健康方面发挥着重要的作用。泰州市食品药品监督管理局历来高度重视执业药师队伍管理，把强化执业药师规范管理、督促执业药师依法履职作为管理重点，有力有序开展各项工作，执业药师职能作用更加彰显，执业药师队伍素质整体提升，成为泰州市药品安全监管的得力帮手，保障公众安全用药的重要社会力量。

一、实施能力与学历提升工程，着力提升执业药师综合素质

为贯彻落实《"十三五"国家药品安全规划》关于"关于实施执业药师能力与学历提升工程"的要求，泰州市食品药品监督管理局以提升执业药师综合能力为切入点，依托高校教学资源，坚持解决当前急需和服务长远发展相结合，着力打造一支人员数量、专业素养及工作能力基本适应泰州医药经济发展需要的执业药师队伍。

（一）建立共享机制，致力提升执业药师素质能力

为提升执业药师的专业素质和药学服务水平，泰州市构建了执业药师继续教育"三联系三共享"机制（即共享资源信息，做到底数清；共享培训信息，做到全培训；共享注册信息，做到严注册），有效、有序开展执业药师继续教育，取得执业药师资格的人员普遍参加继续教育。同时，省执业药师协会也多次召开培训内容研讨会，广泛听取基层对培训内容的意见建议，使培训内容更有针对性和实用性，更贴近执业药师执业实际。

（二）强化校企合作，致力提升执业药师学历水平

根据江苏省执业药师队伍现状，省执业药师协会与中国药科大合作举办执业药师学历能力提升班。活动开展以来，泰州市食品药品监督管理局通过局网站、工作群、条线工作会议等形式进行宣传、动员、部署，为广大药学人员特别是执业药师提供学历提升服务。同时，辖区泰州职业技术学院充分发挥中国药科大学泰州职业技术学院学历继续教育校外教学点优势，开展成

人本科及专科层次药学专业人才学历教育，使非药学专业人员获得执业药师报考资格，有效缓解泰州地区药学人员特别是执业药师"不够用"的问题，为泰州医药经济健康发展提供人才储备。

（三）突出示范引领，致力提升执业药师技能素质

为提高全市执业药师药学服务水平，激发广大执业药师开展岗位练兵和争当药学服务能手的热情，市食品药品监管局、市总工会、市人力资源和社会保障局在全省首家印发了《泰州市第一届执业药师职业技能竞赛实施方案》，对全市第一届执业药师职业技能竞赛进行部署，并多次召开职业技能竞赛组委会工作会议，对竞赛有关事项进行研讨。2017年8月25日，全市统一命题、统一试卷、统一时间举行了全市执业药师职业技能竞赛初赛，根据初赛成绩各市区遴选三名选手参加市决赛；2017年9月15日，委托南京中医药大学翰林学院举办了泰州市第一届执业药师职业技能竞赛，获得竞赛第1~3名的选手，由泰州市总工会、泰州市人力资源和社会保障局分别授予"五一创新能手""泰州市技术能手"称号，其中第一名选手，按照规定程序申报"五一"劳动奖章。同时，根据市决赛成绩，组织12名执业药师进行集中培训，遴选3名优秀选手代表泰州参加省竞赛，在省竞赛中，泰州市选手李超群取得全省第三名的好成绩，市局荣获最佳组织奖。职业技能竞赛的举办，进一步提升了执业药师加强执业能力建设的内在动力，有力破解了执业药师"不好用"的难题。

（四）注重实践技能培训，致力打造执业药师高端人才

根据泰州医药经济发展特点和人才储备情况，有针对性地组织一些执业药师参加各级各类培训，如省执业药师协会举办的中草药鉴别专题培训班，泰州市中医药学会举办的国家中医药事业技术适宜技术项目推广培训，省级生物医药新法规及生产管理高级研修班，财政专项资金项目中国医药城领军人才培训高级研修班，对执业药师进行全方位提升，积极服务泰州医药经济发展。

二、强化关键环节，全力做好执业药师日常监督管理

（一）严把条件关，做好执业药师资格考试审核工作

针对执业药师需求持续增长而数量不足的现状，在积极动员全市医药企业、医疗卫生单位等部门开展执业药师资格考试报名宣传的同时，坚持严格标准，会同人社部门按报考条件认真审核报名人员学历、工作经历等资格条件，严禁擅自放宽条件通过审核，从源头提升执业药师质量。2017 年，共1054 人通过报名现场审核。2017 年取得执业药师资格的有 444 人，其中执业药师 246 人，执业中药师 198 人，较 2016 年取得执业药师资格的人数增加了32.9%，执业药师数量进一步扩大。

（二）严把审批关，加强执业药师注册管理

执业药师注册工作是保障安全合理用药的重要环节。为把好执业药师监督管理的第一道关口，泰州市食品药品监督管理局通过集中办理、推行一窗式注册服务、在"诚信泰州"网上公开申请人申请材料真实性声明、申请人必须有注册单位社保缴费记录等举措，扎实做好执业药师注册工作。2017 年，共办结执业药师注册 343 人次，其中首次注册 158 人次，变更注册 62 人次，再次注册 123 人次，注册人数较去年增长 24.7%。为进一步加强执业药师注册信息管理工作，保证注册信息的准确性和权威性，2017 年 6 月，泰州市食品药品监督管理局还将近 3 年来注册的执业药师信息重新汇总整理后在局网站上予以公示，接受社会监督。

（三）严把监管关，强化执业药师从业行为监督检查

"执业药师挂证"一直是药品流通监管工作的重点和难点，为加大对"挂证"行为的打击力度，规范执业药师管理，泰州市食品药品监督管理局结合城乡接合部和农村地区药店诊所药品质量安全集中整治等专项整治，对药品经营企业开展执业药师"挂证"专项检查，重点查处执业药师"虚挂兼职"行为，共检查零售药店 851 家，执业药师不在岗履职的 14 家，约谈执业药师23 人次，核查执业药师信息 2 次，约谈发现兼职挂证人员 8 人，劝退 10 人。责令 76 家零售药店改正，办理执业药师、药师变更 24 家，处罚 25 家。海

陵区市场监管局还专门下发《关于开展全区药品零售企业执业药师配备情况专项整治行动的通知》等文件，对执业药师配备进行专项整治，实践中总结出执业药师管理"二三四"工作法，即"两大手段"：关口前移抓审核、上岗之前先约谈，"三个严格"：严格制度管理、严格在岗管理、严格惩处机制，"四项提升"：提升执业药师（药师）数量、提升执业药师业务能力、提升百姓对执业药师的知晓度、提升行业服务质量。泰兴、兴化市场监管局分别与当地人社部门联合出台了《泰兴市基本医疗保险定点零售药店协议管理办法》《关于进一步加强兴化市定点零售药店管理工作的通知》等文件，将执业药师配备等与医保定点关联管理，进一步规范执业药师配备管理，提高执业药师在岗率。

三、丰富宣传载体，有效提升执业药师良好社会形象

（一）组织开展执业药师服务宣传周活动

将执业药师服务周活动列入全市药品安全宣传月重点工作内容之一，结合实际，认真制定了服务周活动方案，明确了服务周工作内容，多形式开展宣传活动，进一步引导公众树立安全合理用药理念，树立了执业药师良好形象，提高公众对执业药师的认知度和认可度。在服务周活动期间，市局组织执业药师进莲花四号区社区开展宣传活动，活动现场共排放宣传展板 20 幅，发放省协会和市局宣传手册各 300 多本，接受群众咨询 100 多人次，回收过期失效药品 17 批次，受理群众药品快检申请 3 批次，同时，各地也因地制宜开展了形式多样、内容丰富的宣传活动。

（二）组织开展诚实守信服务为民好药师评选

为激励广大执业（从业）药师立足岗位职责，为群众提供更多、更优质的服务，促进群众安全、合理用药水平的提高，根据省执业药师协会的部署以及《泰州市驻店药师信用评价暂行办法的通知》等文件要求，对辖区的执业药师组织开展"诚实守信服务为民好药师"评选，表彰了 18 名事迹突出、表现优秀、社会认可度高的执业药师，4 名执业药师获得省执业药师协会"诚实守信服务为民好药师"表彰。活动的开展，进一步提高了执业药师的知名

度、赞誉度，以良好的执业形象，赢得社会的尊重和认可。

虽然泰州市在加强执业药师队伍建设方面做了许多工作并取得了一定成效，但我们也清醒地认识到，执业药师管理还面临着不少的矛盾和问题，如存在零售药店执业药师分布不平衡，执业药师配备每万人仅为1.92，执业药师如何更好发挥药学服务，等等。下一步，我们将按照上级的部署要求，将保障药品安全与加强执业药师队伍建设统筹起来，开展以执业药师挂证为重点内容的专项整治，加强执业药师的培训和教育，努力提高执业药师的自律意识，充分发挥执业药师的作用，为支持医药产业发展、提高人民群众健康水平作出应有的贡献。

（戴云山，泰州市食品药品监督管理局）

努力追赶超越　提升管理水平 ▶▶

——陕西省 2017 年执业药师注册管理工作情况

2017 年，在国家食品药品监督管理总局执业药师资格认证中心的指导下，陕西省局按照年初拟定的工作任务，以"追赶超越"为目标，采取措施，不断加强执业药师队伍建设，确保全年执业药师管理工作稳步推进。截至 2017 年底，全省通过考试认定取得执业药师资格的人员共有 2.1 余万人，注册的执业药师 13815 人，注册率 66%，每万人口执业药师人数由 2016 年同期 3.0 增加到 3.4。具体做法如下：

一、强化政策引导，重视执业药师队伍建设

（一）执业药师管理工作列入年终目标考核

为建立起一支能够适应执业药师资格制度要求的执业药师队伍，我们每年将执业药师管理工作列入人事处重点工作，自 2016 年来将此项工作正式纳入对地市年度目标考核，2017 年又将执业药师管理和学历提升工作列入局追赶超越目标任务之一（以追赶超越其他先进省份为目标），不断加压，强化推动此项工作的考核力度。

（二）制定相应措施，推动执业药师发展

为鼓励更多药学从业人员加入到执业药师队伍，我省采取执业药师可以直接申报药学系列中级职称、明确执业药师继续教育和药学职称继续教育学分互认，减轻其负担。审核新开办资质和经营许可证时，配备执业药师作为必不可少的条件之一，尤其企业质量负责人应具备执业药师资格。通过以上措施，调动了广大药学从业人员报考执业药师的积极性，也使更多的执业药师有岗有位。

二、优化审批流程，提高办事效率

（一）下放审批事项，提高注册效率

报经人事司同意，我省将执业药师注册工作下放市局办理，并厘清了权责关系。省局负责执业药师队伍发展，监督指导市局注册工作，市县局负责日常监管。注册权限的下放，有效提高了注册效率，受到市局和执业药师的普遍好评。

（二）优化审批流程

为进一步方便执业药师注册，共享"互联网＋政务服务"发展成果，按照"放管服"要求，我局积极向国家总局申请开通执业药师网上全程办理，预计 2018 年正式启用，届时分为"网上申报 窗口受理"和"网上全程办理"两种方式进行注册，申请人足不出户便可完成全部注册事宜。

（三）严格审核审批，确保执业药师注册率不降

为确保执业药师合理使用，凡申请变更注册或注销的，要求该执业药师原执业单位必须先重新注册一名新的执业药师，否则暂缓受理变更申请或注销申请，这从根本上杜绝了执业药师"投机注册""挂证注册"和短时间内多次注册等异常注册行为。这一措施也从监管层面上规范了执业药师注册秩序，受到执业单位和执业药师普遍好评。

三、创新继续教育模式，为执业药师注册做好服务

为提高执业药师继续教育的参学率，我省建立了执业药师继续教育网络教学平台，借助互联网开放、自由、交互性的特性，打破时空的束缚，使学习不受时间、地域的限制，实现继续教育网上报名、缴费、学习和学分登记。为学员节省了时间，减轻了经济负担。通过"二维码"查询执业药师继续教育情况和单位信息，有利于药品监督部门对执业药师执业状况的查询监督。2017 年，全省执业药师参加继续教育的人数达 15000 人。

四、加大日常监管，确保执业药师认真履职

在实际工作中不断加大执业药师在岗检查力度，保证执业药师在位履职。一是日常巡查与交叉检查相结合。抽取各基层食品药品监管所力量，相互在各自辖区药品经营使用单位随机进行抽查，市、县局在辖区范围内就各所交叉检查情况进行督导检查。二是督导检查与日常监管相结合。利用"双随机"方式，各区、县局对辖区内的药品经营企业进行随机督导检查，市局对企业开展随机督导检查。对存在问题的企业，各区、县局将相关案件线索移交所属辖区进行从重处理，并将处理结果上报市局，市局将这类企业列为日后飞行检查的名单库，将检查结果纳入年终信用体系评价考评，并向社会公告。三是积极开展专项检查，加大规范力度。2017年7~9月在全省组织开展了执业药师在岗和处方药销售情况检查活动。本次专项检查共检查药品零售企业10861家，批发企业432家，严格按照相关规定经过执业药师或依法认定的专业技术人员审核后销售处方药的企业7827家，对869家执业药师未在岗或违反相关规定的零售药店提出了责令整改，对509家逾期整改不到位的进行了相应处罚。通过检查，提升了执业药师在岗履职和诚信上岗的行为，有效保障了人民群众用药安全。

（陕西省食品药品监督管理局）

多措并举　着力加强执业药师综合管理 ▶▶

——上海市食药监局执业药师管理经验分享

近年来，围绕深入学习和贯彻党的十八大、十九大和国家药品安全"十二五""十三五"规划精神，上海市食品药品监管局主动适应本市药品监管体制改革新形势，顺应公众健康和药学服务需求，充分发挥多方协同作用，不断建立和完善执业药师管理机制，创新管理方法，在着力加强执业药师管理，提升执业药师的素质能力，保障公众用药安全与健康方面作了有益的探索和实践。主要做法如下：

一、强化组织领导 建立市级议事协调机构

为加强对本市执业药师管理工作的领导，上海市在 2000 年即由市食品药品监管局牵头，联合市人社局、市职业能力考试院、市执业药师协会、市食品药品监管局认证审评中心等单位组建成立上海市执业药师工作委员会，负责执业药师考试、注册、继续教育、队伍建设等方面的组织领导、统筹规划、政策研究、综合协调等工作。委员会主任由市食品药品监管局局长担任，委员会办公室设在市食药监局组织人事处。上海市执业药师工作委员会建立工作例会制度，各单位和部门通过例会平台，交流执业药师管理相关工作，就执业药师管理、队伍建设、报名考试等工作加强协调沟通。同时，通过工作委员会机制，加强了部门联动，有效地处置了部分执业药师继续教育学分作假、执业药师资格考试报名材料作假等事宜。

二、强化制度落实 提升执业药师配备

截至 2017 年 12 月，本市执业药师考试合格人数 15384 人，执业药师注册人数 6484 人（其中社会药房 5651 人、药品批发 633 人、药品生产 161 人、

药品使用 39 人）。全市 3857 家药品零售企业都配备了执业药师，社会药房执业药师的配备达到了 1.5 人 / 家。执业药师的社会知晓度较高，执业药师的配备率也居全国前列。这些成绩的取得得益于：

（一）严格贯彻落实法律法规和相关规定

上海局在严格贯彻执行国家食品药品监督管理局令（第 6 号）《药品经营许可证管理办法》中，细化了上海市执业药师配备的准入要求，即"大型（含开架式）药店应至少配备 4 名执业药师、6 名从业药师或药师和 10 名具有药士以上专业技术职称或中专（含）以上药学专业学历的人员"；"一般药店应当至少配备 1 名执业药师、1 名从业药师"；"药店（含零售连锁总部）质量负责人应当具有一年以上直接从事药品经营质量管理工作经历、且必须是执业药师"。2014 版《上海市药品零售企业 GSP 认证评定细则》中明确规定，企业法定代表人或企业负责人应当具备执业药师资格（连锁门店除外），企业负责人和质量负责人必须在职在岗，不得在店外兼职。这些规定的推出和贯彻执行，对药店执业药师配置达到百分百甚至更高起到了重要作用。

（二）抓许可审批环节，确保执业药师注册到位

严格根据药品经营质量管理规范及其现场指导原则规范药品经营企业开办，在药品经营企业筹建环节，就要求企业提交相关岗位人员的执业资格或职称证明原件，如药品批发和零售连锁企业的质量负责人和质量管理机构负责人、药品零售企业的法定代表人或企业负责人等。企业凭《准予筹建决定书》即可办理执业药师注册，在验收环节把执业药师注册到位作为资料审核和现场验收的要求之一。

（三）加大宣传力度，提升执业药师社会知晓度和影响力

组织和引导执业药师面向社区、面向大众开展药学普及工作，指导合理用药，开展药学服务，在社区设台开展药学服务，并向社区居民赠送药学科学资料和书籍。与市执业药师协会合作，举办"关注儿童健康""关注老年健康""高血压合理用药""糖尿病合理用药"等主题报告会和科普讲座，并开展多期药品安全和药学服务知识竞赛。这些活动的举办，既促进了市民健

康，也提升了执业药师的社会知晓度和影响力。

（四）科学规划，合理配备执业药师数量

为加强对药店管理，上海局出台了"药店附近300米不能再开药店"的规定，以前药店数量还跟辖区人口有一定的比例控制，通过上述措施限制了药店的数量，相对地也控制了执业药师数量和配备的稳定。另一方面，依靠沿海地区的薪酬待遇和福利保障，每年吸引了众多考生在本市考取执业药师，同时外省市的一部分执业药师还被吸引来沪就业，增加了执业药师的数量。

三、强化事中、事后监管，提高监管实效

（一）加强市、区两级监管部门日常监管

根据GSP检查要求，上海局梳理了20条零售药店日常检查要点，主要涉及经营中动态监管的内容，作为基层监管所对药品零售企业日常检查的重点。其中，执业药师的配备和在职在岗管理是其中最关键的内容之一，包括资质上墙、当班执业药师照片公示、执业药师暂时离岗告知、执业药师审方和登记用药记录、执业药师指导用药记录等内容，贯穿药店经营的方方面面，通过加强日常监管，确保执业药师在职在岗，按要求履行职责。

（二）充分发挥信息系统智慧监管作用

在上海局许可平台系统中，把相关人员的资质要求锁定为执业药师，未经注册的，在系统中无相关信息，不得安排到相关岗位。通过系统设置，设定同一执业药师不得任命为不同企业的管理人员，避免了兼职、挂靠的行为；从2013年开始，上海局建立并启动了《零售药店远程动态监管平台》，包括药店进销存数据上传、执业药师考勤记录和店堂温湿度记录上传等内容，并作为开办要求之一，覆盖全市所有零售药店。执业药师用户名密码登录考勤系统，上传到岗信息，同时监管人员在日常监管中核对当班执业药师信息，对虚假考勤信息按GSP要求进行处置，推进了执业药师在职在岗的信息化管理。

四、强化继续教育，不断提升执业药师素质

根据全国执业药师继续教育指导大纲要求，上海不断推进执业药师继续教育工作，切实保证继续教育内容的先进性和针对性，坚持需求导向、规范管理、注重实效；坚持政府指导监督，协会和院校协同合作，将执业药师继续教育平台构建成没有院墙、开放而充满活力的执业药师继续教育学院。

（一）建立和完善执业药师继续教育工作机制

本市执业药师的继续教育管理职责由市执业药师协会承担，在上海局的统一组织领导下，形成了市执业药师办公室、市执业药师协会和4所高校（复旦大学、第二军医大学、上海中医药大学、上海医药职工大学）紧密合作、共同抓好执业药师继续教育的"六位一体"的模式，各单位在计划、审课、督查、总结环节共同参与、共同研究，稳步推进了执业药师继续教育工作。

（二）精心组织执业药师继续教育

根据上海特点，建立了以面授为主，函授与网授为辅的继续教育方式。上海每年开设100余门继续教育的课程供执业药师选择。继续教育的内容既有法律法规和职业道德，又有医学与药学的专业知识，还有指导合理用药、提高营销水平与服务能力的技能课程，并且每年课程有一定比例的更新。2016年起，根据企业和学员的要求，在原有高校集中办学的基础上，提供了郊区送教上门服务。组织教师到6个郊区上门授课，减轻了参加面授过程中的工学矛盾，深受企业、学员的欢迎。

（三）提高继续教育信息化水平

2017年，通过对其他省市继续教育的取经，对继续教育试行信息化管理身份识别"一卡通"。纸质的听课表升级为电子信息卡，在上课现场签到时可对学员身份进行识别，学员出勤率高达90%以上，杜绝了以前一个学员拿几张听课表来盖章的现象。学员每年继续教育情况可直接登录网站，打印继续教育记录，作为获取学分依据。"一卡通"的使用成为加强继续教育信息化管理水平、提升保障服务质量的一项实事工程。今后，计划通过"一卡通"，注

册人员可直接查询执业药师继续教育情况，简化注册流程，通过信息化水平提升，提高继续教育工作质量。

五、强化补短板，提升执业药师学历水平

多年来，由于执业药师准入门槛较低，报考执业药师仅需中专以上学历，目前本市注册的 6328 名执业药师中，本科以下学历占 69.64%，本科学历占 27.54%，硕士以上学历仅占 2.82%。执业药师的低学历，成为执业药师更好履职的障碍，也与上海国际化大都市医药产业发展不适应。面对客观需求和有效供给之间的矛盾，上海局积极从执业药师专业教育着手，通过发挥社会中介组织作用，加强与高校的合作，探索执业药师学历水平提升之路。2017 年，与上海医药职工大学、上海理工大学合作举办执业药师学历、能力提升定向培养班，包括大专和本科班。通过集中面授方式，探索岗位培训与学历教育相结合的新模式，提升执业药师学历和能力，加强药学队伍建设。目前，该合作项目已启动，进入招生阶段。

习近平总书记曾指出："好干部不会自然而然产生，成长为一个好干部，一靠自身努力，二靠组织培养。"我们执业药师队伍建设和发展也一样，一是靠执业药师的自我提升，二是靠我们职能部门为他们打造良好的环境和氛围。总之，只有多方协作、多管齐下，才能将执业药师塑造成药学服务领域孜孜不倦的指导者、药品生产经营领域质量监控的把关者、普及药学知识和促进百姓健康的宣传者，才能实现执业药师地位的真正提升，为人民群众用药安全当好守护神，为推进健康中国建设贡献应有的力量。

（上海市食品药品监督管理局）

PART 3

药学服务体验篇

　　药物服务体验篇旨在为执业药师进行药学服务时提供具有实践价值的参考蓝本、为广大药师搭建探索执业方式的平台。本篇聚焦群众关心的热点话题，针对执业药师在药学服务过程中的难点和疑点，精选了药师与患者的沟通技巧这一主题，在前一版（2016版）所做研究基础上，进一步总结了三种易于药师掌握的倾听技能，通过案例形象而生动地展示了药师服务的效果，提供了开展药学服务工作的新思路。

拉近药师与患者距离的倾听技能 ▶▶

信息的不对称和地位的不平等决定了药师与患者之间存在着天然的沟通距离。沟通距离会降低药患沟通的效率与患者用药依从性。在沟通的行为构成中，倾听具有拉近药患沟通距离的功能[1]。因此，培养药师的倾听技能将有助于促进药师与患者的充分沟通，提高患者用药依从性，从而保障患者的用药安全。本研究将通过理论陈述、典型案例分析来介绍药师倾听技能，以此达到帮助药师提高与患者沟通能力的目的。

一、药师倾听技能

沟通首先从倾听开始，通过倾听，药师将患者所传递的所有信息进行分类、整理、评价，以向患者提供最佳的用药指导。药师倾听技能主要包括营造安静氛围、使用语言和面部表情帮助倾听以及避免直接争论。如果药师能够通过培养而掌握一定的倾听技能，那么药患沟通质量将得到大幅提升。

（一）营造安静氛围

成功倾听的前提是要营造相对安静的沟通氛围。在听患者说话时，安静的沟通氛围不仅有助于药师集中注意力来收集患者信息，还向患者传递出药师愿意且正在认真倾听的意思，体现出药师对患者的尊重与信任。在营造安静氛围时，药师首先要确保自己在动作、声音、内心方面保持安静。尤其当药师对患者的话不完全同意或不耐烦时，药师不要急于与患者争辩或是解释，而是应当继续保持安静的心态，听患者把话说完。除了保证自己各方面的安静外，药师还要注意去避免来自外界环境的声音干扰比如外界环境嘈杂或突然的噪音干扰，如此才能尽可能地排除所有干扰安静氛围的因素。

（二）运用语言和面部表情帮助倾听

在倾听过程中，药师适当的口头、肢体语言和面部表情可看作是对患者的积极回应。患者最需要得到回应的话语成分包括情绪感受、愿望与目的，以及情绪性判断[2]。根据患者倾诉情况的不同，药师应采取具有不同含义的口头语言以回应患者。比如听明白的地方，药师可以简单地以"嗯"或"哦"作为回应；听到关键内容时，药师可以口头重复关键语句或改以易懂的表达方式来直接确认信息；当患者说话跑题时，药师要及时提示以避免延长咨询时间；当患者表达结束后，药师可以进行归纳总结以最终确认患者诉求。同时，药师还可以在倾听时适时地辅以肢体语言或面部表情，比如在患者平静倾诉时，药师要用温柔、关切的目光看着患者并注意保持微笑；在患者情绪激动时，药师可以轻拍患者的肩膀以安抚其情绪；在倾听的全程中，药师一般应身体前倾，保持适宜姿态等。通过在倾听时辅以适当的口头、肢体语言和面部表情，药师可以做到移情换位，在充分体会患者身心感受的基础上去深入理解患者的真实诉求，从而为患者提供最佳的用药指导。

（三）避免直接争论

由于药师与患者的专业知识水平存在较大差异，所以患者可能会说出一些有悖于医学常识的话语。药师听到与自己预期不同的意见后最好不要直接对患者进行诘问或直接否定患者的说辞。大量的事实说明，带有很强攻击性的争论往往不会说服患者听从药师的建议，而只会造成药患之间的不愉快。正确的做法应该是，在患者倾诉时药师要尽力抑制自己争论的念头，在患者倾诉结束时以征询的口气与患者就某一点进行友好的探讨。如此，既先征得了患者的允许，做到了礼貌沟通，又能使患者愿意倾听药师表达的观点，实现了药患沟通的最终目的。

二、典型案例分析

本研究选取了三个关于药师倾听行为的案例，并对每个案例中药师的倾听行为进行了分析，以期为广大药师在实际用药指导上提供一些帮助。

（一）案例一

药师：请问您哪里不适？

患者：我昨天走路崴了左脚，刚开始只是有点疼，但到了半夜，左脚踝开始红肿且剧烈疼痛……（期间药师的手机信息提示音响了几次）

本案例中药师的手机信息提示音在倾听时响起，致使倾听过程受到了干扰，这说明该药师没有尽力去营造安静的沟通氛围。营造安静的沟通氛围是成功倾听的前提，也是通过培养而比较容易获得的倾听技能。正确的做法是，在接待患者时，药师要考虑到任何可能会产生噪音的因素并尽可能地去克服。本案例中的药师应在开始工作前将手机调成静音模式，以保证手机铃声不会影响倾听过程。

（二）案例二

药师：请问您哪里不舒服？（微笑，温柔注视患者）

患者：我大概是感冒了。

药师：嗯，请问有什么具体症状吗？

患者：这几天鼻塞严重，头也有些发晕。

药师：所以您目前的症状只有严重鼻塞和轻微头晕，对吗？

本案例中的药师在倾听全程运用了适当的口头语言和面部表情来帮助倾听，比如全程温柔注视患者，以微笑来鼓励患者详述病情，并且通过及时重复患者的重要症状以确认患者病情。这种倾听行为有助于药师移情换位，从而更深刻地理解患者的诉求。与此同时，患者还感受到来自药师的关怀和信任，为药患沟通营造了良好的氛围。

（三）案例三

患者：我服用了××药已经三天了，但是症状并没有减轻……（话语被药师打断）

药师：这不可能！您是不是没有按照我说的要求服用？

本案例中的药师在听到不符合预期的说辞后，急于否定并直接打断了患者的倾诉，此种行为是倾听的"大忌"。患者的医学知识一般不及药师丰富，所以药师应当充分理解患者各种不恰当的表述。正确的做法是，药师应当控制住自己争论的欲望，记录下自己存疑的信息，在患者倾诉结束时，以征询的语气与患者进行探讨，如"您刚才说 ×× 药疗效不佳，这确实是一个很值得关注的现象，我非常愿意和你就这一问题交换看法。"

（陈永法　顾小茜，中国药科大学）

参考文献

［1］高杰，谢诚，顾继红．用药咨询中药师沟通技巧［J］．中国医院药学杂志，2012，32（08）：642-643．

［2］史从戎．医患沟通中的倾听技巧［J］．中国社区医师，2009，25（03）：43．

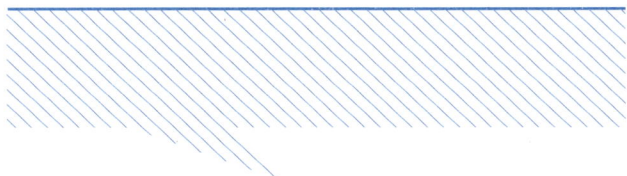

PART 4

附录

全国人民代表大会常务委员会执法检查组关于检查《中华人民共和国药品管理法》实施情况的报告

——2017 年 6 月 22 日在第十二届全国人民代表大会常务委员会第二十八次会议上

全国人大常委会副委员长兼秘书长　王　晨

全国人民代表大会常务委员会：

　　药品问题是重大的民生问题和公共安全问题，事关人民群众生命安全和社会稳定。近年来，习近平总书记对于药品安全作出一系列重要指示，强调要将健康融入所有政策，加快推进健康中国建设，努力在药品供应保障制度、综合监管制度建设上取得突破，提高药品生产质量，建立完善药品信息全程追溯体系。药品管理法是一部与保障民生密切相关的重要法律，对于推进健康中国建设具有重要意义。全国人大常委会药品管理法执法检查组于今年 4 月至 5 月开展了执法检查。现在，我代表执法检查组向常委会作报告。

　　一、执法检查的总体情况

　　现行的药品管理法于 1984 年制定，2001 年全面修订，2013 年和 2015 年曾做过两次部分条款修正。今年，全国人大常委会组织对药品管理法实施情况开展执法检查，是该法在全国范围内开展的第一次执法检查。本次执法检查的主要目的是为了推动现行的药品管理法全面、深入地贯彻实施，督促政府建立健全统一、权威的药品监管体制，落实最严格的药品安全监管制度，着力发现和解决当前药品监管领域存在的突出问题，切实改善药品质量和药品供应保障状况，保障人民群众的身体健康和用药安全，维护社会和谐稳定。同时，也为药品管理法的修订工作做好准备。全国人大常委会对这次执法检查高度重视，张德江委员长为这次执法检查作出了重要批示："药品问题事关人民群众健康和生命安全。全面贯彻实施药品管理法，对保障人民群众用药安全，提高全民健康素质具有重要意义，是实现健康中国战略的重要内容。执法检查要精心准备，针对药品管理领域存在的问题，全面深入了解情况，督促有关方面依法切实加强药品管理工作，改进药品管理状况，让人民群众满意和放心。"

根据工作安排，2017 年 2 月 15 日，教科文卫委员会召开华北五省（区、市）药品监管部门座谈会，听取国家食品药品监管总局和北京、天津、河北、山西、内蒙古等五省（区、市）药品监管部门的情况介绍；3 月，教科文卫委员会先后赴北京、上海开展了前期调研工作。在这些前期准备工作的基础上，全国人大常委会详细制定了执法检查工作方案，专门成立了药品管理法执法检查组，李建国副委员长参加执法检查，我担任执法检查组组长，陈昌智副委员长、陈竺副委员长、教科文卫委员会柳斌杰主任委员任副组长，成员包括全国人大常委会委员、教科文卫委员会委员和部分全国人大代表。3 月 29 日，执法检查组召开了第一次全体会议，对这次执法检查作了具体部署。食药监管总局、发改委、公安部、财政部、人社部、卫计委、工商总局等 7 个部门负责同志在会上作了有关工作汇报。

按照委员长批示的精神，并根据药品管理法要求和当前药品监管面临的形势及存在的突出问题，确定了此次执法检查的十三项重点内容，包括：（一）药品管理法配套法规、规章和制度的制定情况；（二）药品监管体系建设情况；（三）临床常用药、急用药的供应保障情况；（四）相对罕见疾病用药的供应保障情况；（五）国家鼓励新药研发的相关政策制定和执行情况，药物研发基本情况及存在的突出问题，药品审评审批体制改革情况；（六）药品监管部门对药品生产经营企业实施《药品生产质量管理规范》和《药品经营质量管理规范》的认证检查情况，对企业的日常监督检查以及对违规企业的处理情况；（七）仿制药一致性评价体系建设情况；（八）药品生产、经营企业主体责任落实情况，各项制度建立情况；（九）药品不良反应报告与监测工作情况，存在的主要问题；（十）医疗机构制剂管理、药房管理情况，合理用药、不良反应报告等情况；（十一）药品广告审批以及违法广告查处情况；（十二）药品违法案件的查处情况及药品购销过程中不正之风的治理情况；（十三）对药品管理法修改的意见和建议。

4 月至 5 月，执法检查组分为四个小组，由李建国副委员长、陈昌智副委员长、陈竺副委员长、柳斌杰主任委员和我带队，分别赴北京、黑龙江、江苏、安徽、山东、湖南、四川、云南等8个省（市）开展执法检查，共听取了省、地（市）及县级政府的17次汇报，深入到41个药品研发、生产、流通企业、15个药品检验机构和医疗机构进行了实地检查，召开了10次基层监管人员、药品生产经营企业和医疗机构负责人参加的座谈会，充分听取各方面意见和建议。各执法检查小组分别形成了分组报告。在汇总各方面情况后，执法检查组形成了执法检查报告稿。5月31日，执法检查组召开第二次全体会议，讨论执法检查报告稿，同时听取了国务院有关部门的意见。

这次执法检查充分体现了全国人大常委会围绕国家发展战略大局和人民群众所关心的社会热点问题开展监督工作这一重要思路，同时也是在保障人民群众健康，推动健康中国建设方面所采取的重要举措。各检查小组在检查工作中，着力于法律条款具体落实情况，坚持问题导向，实事求是，突出重点，深入基层，形式多样，使执法检查工作具有一定的深度和力度并得以顺利开展。检查组总体认为，国务院及有关部门认真宣传贯彻药品管理法，在健全监管制度、建设监管体系、履行监管职责、创新监管思路等方面积极采取措施，不断加大力度，取得了明显的成效。近年来，全国范围内没有发生过大规模、系统性的药品安全事件，重大的药品违法犯罪案件和行为日趋减少，药品安全形势稳定向好，人民群众的用药安全基本上得到保障。但同时也应当看到，我国药品质量和监管能力依然受到很多挑战，药品监管工作不能有丝毫的松懈。近年来我国局部地区特别是基层地区出现的药品供应保障问题、药品质量安全问题、制售假劣药问题、基层监管力量薄弱问题、药品相关企业和机构的主体责任淡化问题以及违法的药品广告散布等依然存在，是影响人民群众健康和用药安全、有效的隐患。因此，持之以恒地贯彻实施好药品管理法，牢固树立"药品安全责任重于泰山"的意识，特别是在药品研制、生产、流通、使用等各方面全链条、全方位、全周期地加大监管力度，加强药品质量管理，突出强化企业主体责任，加强药品相关企业的道德和诚信建设等，仍然是各级政府面临的重要任务。在今后的药品监管工作中，特别要强化法律这个武器，要积极营造良好的法制环境，依法坚决打击药品领域的违法犯罪行为；药品相关单位要严格遵循药品管理的法律法规，确保药品安全、有效。要借鉴近年来食品安全监管方面的重要经验，加强风险监测预警，突出预防为主的原则，实行社会共治机制，扎实有效地推进体制机制建设。特别要针对基层薄弱环节加大监管力度，彻底堵住药品管理链条中的各种漏洞，保障人民群众用药安全、有效和放心。

二、贯彻实施药品管理法的主要工作和成效

药品管理法颁布实施三十多年来，对于保障公众用药需求，促进医药产业发展，发挥了积极作用。检查组认为，国务院及有关部门围绕药品管理法做了大量工作，取得了一系列成效。

（一）加强制度建设，夯实监管基础。以药品管理法为核心，国务院及其相关部门先后颁布实施的药品安全法规制度体系包括《药品管理法实施条例》《药品行政保护条例》等 10 余部行政法规、40 余部规章和大量的规范性文件及技术指南，内容涉及药品研制、注册、生产、经营、监督管理等各环节，覆盖了药品监管全链条。针对药品领域危害较大的重点问题，最高人民法院、最高人民检察院出台了《关于办理危害药品安全刑事案件适用法律若干问题的解释》等司法解释，加大了对药品犯罪行为的打击力度。地方立法层面，辽宁、吉林、黑龙江、江苏、浙江、安徽、福建、山东、湖北、湖南、云南、陕西等多个省份，围绕药品管理法，结合本地实际，出台了本省的药品监督管理地方性法规或地方政府规章，为监管工作提供了依据，打下了良好基础。

（二）健全监管体系，加大投入保障。在药品管理法的实施过程中，我国已基本建立起国家、省、市、县四级食品药品监管机构。多个省份的食品药品监管机构由县级延伸至乡镇，在乡镇设立食品药品监管派出机构，聘请药品安全协管员、信息员，初步形成了网格化监管体系。

中央财政大力支持药品监管工作。2014 至 2016 年，共安排资金 30.83 亿元。近年来，国家持续加大药品检验检测体系建设投入，已累计安排中央预算内投资 27.7 亿元。在增加投入的同时强化资金预算管理，建立完善绩效评价指标体系，充分提高资金使用效率。

（三）药品审评审批体制改革不断深入。全面深化药品审评审批制度改革采取的一系列措施包括：实施化学药注册分类改革，提高审评审批标准；将审评审批的重点放在创新药及改良型新药的临床价值和应用优势上，初步建立与国际标准等同的药品审评技术指南体系；推进仿制药一致性评价，有计划地解决已上市药品的质量问题；开展药品上市许可持有人制度试点，激发医药企业创新活力，促进产业升级，优化资源配置，落实主体责任；实行优先审评审批，加快具有临床价值的新药和临床急需仿制药的上市审批；开展临床试验核查，严惩数据造假，创建良好的研发环境；制定药品管理规范及指导原则，明确受理、技术审评、现场检查、行政审批等各环节的规范和要求，逐步公开新药上市申请的审评报告和说明书，及时向社会公布审评进度和审批结果。通过这些措施，药物研发生态环境得到改善，药品审评质量和效率不断提升，药品供给结构发生积极变化，改革效果正在显现。

（四）药品生产和流通监管不断加强。在药品生产监管方面，根据《药品生产质量管理规范》的要求，采取跟踪检查、飞行检查等方式，加大日常监管力度，重点加大对疫苗、注射剂、生化药等高风险品种生产企业，以及日常检查中有违法违规记录的，有投诉举报偷工减料、低限投料、改变工艺的，有检验不合格产品的企业的检查力度。在药品流通监管方面，根据《药品流通质量管理规范》的要求，重点围绕购销渠道、票据管理、冷链管理、含特殊药品复方制剂管理等问题严查深挖。以上措施促进了药品企业生产经营质量的提升。

（五）医疗机构用药和药品使用进一步规范。颁布实施《医疗机构制剂配制监督管理办法（试行）》、《医疗机构制剂注册管理办法（试行）》、《医疗机构药品监督管理办法（试行）》、《抗菌药物临床应用管理办法》等，开展医疗卫生人员合理用药培训，针对抗生素滥用等突出问题开展专项整治。推行医疗机构药品使用质量管理规范，强化医疗机构制剂管理、药房管理，促进医疗机构升级改善药房药库条件，医疗机构药品安全管理水平得到普遍提升。加强部门协同，对疾病预防控制机构及疫苗接种网点疫苗质量监督检查。

（六）药品不良反应监测体系逐步完善。落实网络报告制度，及时监测、报告和处置药品不良反应事件。近年来，国家中心通过日监测、周汇总、季度分析等方法，监测分析国家药品不良反应监测数据库数据，深入挖掘药品风险信号，提升了药品评价与风险预警能力，加强预警平台建设，针对聚集性药品不良事件信号，建立安全预警和后续应急处置工作机制，有效控制药品风险。面向公众发布药品安全警示信息，有效提高了全社会的安全用药意识。

（七）药品的供应保障体系不断加强。一是强化推进城乡基层药品供应网络建设，有效改善了基层药品供应保障不到位、药品采购渠道不规范、药品储存保管条件薄弱等问题。二是落实基本药物集中采购和统一配送。多个省份建立基本药物中标情况报备制度，加强生产、配送企业监督检查，实施基本药物全品种覆盖抽验，确保基本药物质量可靠、供应充足。三是加强短缺药品供应保障。多个省份建立了短缺药品监测报告制度，实时报送药品短缺信息。对集中采购平台短缺药品进行补充招标采购。建立短缺药品储备点，按照品种控制、总量平衡、动态管理、有偿调拨的原则实施短缺药品采购管理，加强了短缺药品的供给。

（八）药品违法犯罪行为得到遏制，药品市场得到净化。畅通线索通报、案件移送、联动执法、信息共享等工作机制，强化了行政执法和刑事司法有效衔接。针对药品安全领域和医药购销领域的重点难点问题，集中组织开展打击药品违法生产经营、查处医药购销和办医行医中的不正之风等专项行动，强化大要案查处。近年来，各地对违法情节严重、性质恶劣的制假、售假大要案零容忍、下快手、出重拳予以打击。在医药购销领域，多部门配合查处了医药公司在药品销售过程中给临床医生回扣的系列贿赂案件。以上行动有力打击了药品违法犯罪行为，维护了人民利益和市场秩序。

三、贯彻实施药品管理法面临的主要问题

药品管理法的实施对加强药品质量监管工作、提升药品监管能力有着显著的推动作用，但在执法检查中发现或从各级部门同志的反馈意见来看，药品监管领域仍然存在一些问题，主要表现在以下几个方面：

（一）基层监管能力存在薄弱环节。执法检查中发现基层监管机构队伍不完善、专业化水平不高。各级食品药品监管机构中药品专业人员短缺。一些地方实行综合执法改革后，药品监管力量有所弱化，监管人员多由其他部门划转，存在人员老化、专业知识匮乏等问题，专业人员流失较为严重。药品检查员大部分为兼职检查员，检查队伍不稳定，存在管理难、使用难、培训难、水平参差不齐等问题。部分市、县受财力所限，基层监管机构经费保障不足，装备配备不到位，检验检测、日常检查、风险监测等专业技术支撑能力较弱，未能充分利用信息化手段提高监管效能。

（二）企业主体责任落实不到位。一些企业法制意识、责任意识和质量意识淡薄，公平诚信的药品市场秩序尚未完全形成。药品生产环节中，不严格按照药品生产质量管理规范组织生产，质量管理制度落实不到位等问题仍然存在；药品流通环节中，还存在挂靠、走票等违规行为，一些地方零售药店处方药的处方管理十分薄弱。药品生产和经营企业的药品不良反应报告制度落实不到位。药品违法广告依然很严重。此外，一些企业在互联网上发布虚假广告、销售假劣药品的问题也比较突出。

（三）企业创新积极性不高，鼓励创新的政策氛围不足。目前，我国创新药物少，科技力量不强，药物创新基础比较薄弱，研发能力严重不足，投入明显不够，这些问题比较突出，与我们作为药品生产和使用大国的地位不相适应。在多个省市执法检查中了解到，我国医药产业结构性矛盾依然突出，一些医药企业的研发力量和投入不足，即使是一些大型企业，其研发投入也不到营业收入的10%，部分上市产品质量水平不高，低水平重复。药品生产企业自主创新积极性不高，科技含量低，仿制药与原研药存在差距，尚不能实现完全替代原研药。我国鼓励创新的政策不完备，专利保护力度不够，优先审评审批尚需细化，药品注册与社保、价格等政策尚未形成合力。药物研发人员和生产企业分享新药带来的收益尚不够实惠。此外，仿制药质量和疗效一致性评价工作也需要进一步加大落实力度，有序推进。

（四）药品供应保障机制还存在一些问题。检查发现，部分药品生产供应尚不能满足实际用药需求，儿童用药品种短缺、剂型少的问题长期存在，不少医院以成人药代替；一些药品由于招标价格过低，企业利润微薄，不愿生产导致短缺；一些药品由于企业垄断原料，哄抬物价，导致市场供应减少；一些急救药品由于日常用量少，平时储备不足，急需时出现短缺；一些罕见病药物，国内企业研发能力不足，完全依赖进口；还有部分小企业由于低价中标、配送利润低等原因，无法保证实际药品供应，造成短缺。

（五）现行药品管理法已不完全适应当前药品监管形势。现行药品管理法明显滞后，法律制度设计与党中央对药品监管工作的新要求，与人民群众对药品安全的期待，与药品管理工作面临的新形势等都存在差距。一些理念滞后于全面深化改革要求。主要表现在：重审批轻监管，药品监管尚未覆盖药品的全周期；各级政府对履行药品监管的职责不清，界线不明，交叉重复；基层普遍反映创新者的权益得不到有效保护；临床试验的管理理念陈旧；假药、劣药定义过于宽泛，案件定性上易产生分歧；对一些新兴药品经营业态如网上售药等缺乏规定；法律责任中对违法行为的处罚力度偏轻，未有效体现"处罚到人"的原则，违法成本较低等。药品管理法迫切需要抓紧修订。

（六）一些相关制度尚需进一步完善和落实。药品价格的科学定价机制尚未建立，药品流通领域中不规范行为带来的药品价格虚高和药品价格被一味压低的现象同时存在；合理用药指导工作比较薄弱，真正从事对患者合理用药指导工作的药师还存在很大数量缺口；药品监督抽检中实行无偿抽样，导致企业存在一定经济负担；部分检验免收检验费后，经费补偿不到位，检验机构开展工作存在困难；疫苗管理机制存在不足，目前一类疫苗政府采购价格低，企业基本都属于亏损状态。一些有利于疫苗安全的新技术难以推广。

（七）药品安全社会共治格局尚未全面形成。药品安全管理依赖于多个部门间的分工和协作，但在基层出现一些多头管理的局面，部门间协调不够，衔接不力，效率不高。另一方面，尽管人民群众对药品安全的期望极高，但是还没有形成全民积极举报违法行为、提供线索、配合办案的社会治理氛围；安全用药常识宣传普及不够，广大的药品消费者缺乏应有的药品安全知识和必要的自我保护意识，不能识别保健食品冒充药品的违法行为，上当受骗现象时有发生。

四、对进一步贯彻实施药品管理法和修订法律的建议

药品安全关系人民群众身体健康和生命安全，既是民生问题，也是社会问题，更是公共安全问题。必须按照习近平总书记对食品药品"四个最严"的要求，坚决维护人民群众的用药安全。针对这次执法检查中发现的问题，对药品管理法的进一步贯彻实施以及修订提出以下建议：

（一）进一步完善统一权威的监管体制，通过改革创新提升药品监管能力。要充分认识药品监管工作的系统性、专业性、技术性和特殊重要性，特别是针对质量监控和基层监管这一薄弱环节，确保药品监管能力和专业技术

水平在监管资源整合中得到强化。建设职业化检查员队伍，提升监管执法的整体效能，保证监督检查的科学性、有效性、权威性；明确中央与地方职能分工，合理划分各层级监管部门职责与履职程序；在各地编制总量内，切实加强食品药品警察队伍和侦查力量建设，加大对药品安全违法犯罪行为的侦查和打击力度。监管能力建设直接关系药品管理法贯彻实施的效果。从执法检查的情况看，新的食品药品监管体制，需要进一步磨合完善。地方各级政府要继续深化食品药品监管体制改革，监管链条要进一步严密，监管力量要进一步下沉，部门协作要进一步加强，执法工作要进一步整合。建议国务院对基层监管体制改革情况特别是机构建设情况开展专项调研并加强指导，要结合实际、因地制宜推进监管队伍和监管能力建设，妥善解决基层监管能力不足问题，加大对监管人员业务培训力度，提高执法规范化、专业化水平。

结合药品安全"十三五"规划，创新监管方式，建立标准统一、业务协同、信息共享、数据开放、运行高效的药品监管信息化体系，深入推进"互联网＋药品"安全建设，加快药品监管信息化的建设步伐，大力推进药品安全检验检测、执法装备、追溯体系等建设，针对药品检验抽样中的企业负担问题，研究探索政府购买抽检样品的机制，规范抽样检验行为，减轻企业负担。强化部门联动，信息互通和行刑衔接，着力消除监管死角盲区。

（二）强化企业主体责任。建设药品安全的诚信体系和黑名单制度，充分运用信用激励和约束手段，保护守法企业权益，打击违法犯罪行为。要督促药物研制、生产、流通和使用单位严格遵守国家法律法规以及相关标准和规范的要求，坚守道德底线，提高药品质量，保障药品安全，切实落实好药品安全第一责任人的主体责任。强化药品上市后风险管理，明确药品不良反应报告和监测职责及法律责任，规范企业的学术推广行为，净化行业生态。要加强药品领域综合治理，进一步加大对违法犯罪行为打击力度，大幅度提高违法犯罪成本。

（三）通过深入推进审评审批制度改革，提升企业的创新与竞争能力。全面推进审评审批制度改革，完善药品审评制度，形成审评为主导、检查检验为支撑的技术审评体系。进一步研究制定鼓励药物研发创新的政策，完善药品专利保护制度，大力支持和鼓励药物的研制和创新。对符合条件的创新药物给予优先审评审批。进一步整合药品临床试验资源，鼓励有条件的医疗机构参与临床试验，改革药品临床试验管理的模式。激发医药产业创新活力，提高我国药品供给的质量和效益；要加强并有序推进仿制药质量和疗效一致性的评价工作，提升我国制药行业整体水平、保障药品安全性和有效性，促进医药行业的升级和结构调整，增强国际竞争力。要完善仿制药质量和疗效一致性评价体系，加强顶层设计，建立健全一致性评价工作机制，完善配套扶持政策，提高仿制药质量。关于全国人大常委会授权国务院开展药品上市许可持有人制度试点工作，国务院及有关部门要加快试点进度，加大指导力度，及时总结经验，积极完善相关配套制度和措施，探索药品上市许可持有人承担药品研制、生产、流通和使用等各环节的责任，实现权利和义务的平衡，确保国家政策落到实处，取得实效。另外，还要加快临床急需药品、儿童用药和罕见病用药审评审批。深化行政审批制度改革，减少行政程序，提高审批效率。

（四）进一步完善药品供应保障体系。建议进一步研究和分析造成临床用药短缺的深层次原因，建立多部门联合协作的药品供应保障机制，加强对临床急需药品、短缺药品、儿童药品、罕见病用药研发等特殊人群用药的生产、使用情况的监测和预警。从生产、流通、储备、使用等多个环节入手，采取统筹规划、提高价格、定点生产、防止药品中标价格倒挂、严厉打击垄断行为、完善急救药品国家储备制度并及时更新和充实储备，鼓励创新加快审评审批等多种措施，保证药品的临床供应需求，加快现代医药专业物流体系建设，保障流通环节供应顺畅。

（五）完善修订法律，以适应药品监管新形势。在修法工作中落实党中央对药品监管工作的最新要求，建立顺应药品研发规律、鼓励药物研制和创新的药品安全管理制度，健全统一权威的药品安全监管体制，强化药品全周期监管，加大对违法行为的惩处力度。科学界定假劣药定义，强化行刑衔接，落实处罚到人。适应时代发展的需要，以现代监管理念为核心，进行监管制度、机制、方式的创新，科学设置政府部门监管职责边界和中央与地方药品安全监管事权划分，形成强监管、促发展的合力。强化企业主体责任，进一步明确研制、生产、经营、使用各环节的药品安全义务，严格药品安全风险管理责任。明确执业药师的法律地位，在药品生产、流通、使用各个环节充分发挥执业药师等药学专业技术人员的作用，抓紧执业药师法的起草工作。

（六）促进药品安全社会共治。清晰界定政府各相关部门职责，加强协同治理。强化部门间工作机制，理顺监管的各个环节，各部门间协调一致，保障政策落实。强化药品价格管理，严管药品回扣，防止药价虚高，同时也要让药品企业获得合理、适当的利润。政府要在法治理念下，聚焦人民群众反映最强烈的假药、劣药等问题，大力治理和加强监管，对严重违法行为保持零容忍的高压态势，净化市场秩序。要进一步加强对药品广告的监管力度，特别是要严厉打击网上发布虚假广告的行为。进一步完善疫苗管理机制，逐步扩大免疫规划范围，更大发挥疫苗在疾病预防中的作用。深入开展安全用药和法律普及的宣传活动，提高公众风险防范意识，加强投诉举报平台建设，提升社会监督能力和共同治理水平。

当前，人民群众对药品的供应保障和药品质量问题密切关注，药品管理法的深入实施工作必须加大力度。各级政府要增强政治意识，提高政治站位，牢固树立以人民为中心的发展思想，增强药品安全法治意识，充分认识做好药品管理工作的重要性，进一步强化药品安全监管。要从实现"两个一百年"奋斗目标和中华民族伟大复兴的中国梦以及推动健康中国战略实施的高度，进一步贯彻实施好药品管理法，不断加强药品监管工作，落实习近平总书记"四个最严"要求，转变监管理念，创新监管手段，树立药品全生命周期、全链条监管思想，健全符合药品产业规律的覆盖药品研制、生产、经营、使用全过程的科学监管制度，对药品检查、检验、监测、追溯等监管手段加以规范，努力化解药品安全风险，认真解决药品领域中损害人民群众利益的突出问题，保障人民群众用药安全，为提高全民健康素质作贡献。

以上报告，请审议。

国务院关于印发"十三五"国家食品安全规划和"十三五"国家药品安全规划的通知

国发〔2017〕12号

各省、自治区、直辖市人民政府，国务院各部委、各直属机构：

现将《"十三五"国家食品安全规划》和《"十三五"国家药品安全规划》印发给你们，请认真贯彻执行。

国务院

2017年2月14日

（此件公开发布）

"十三五"国家食品安全规划

保障食品安全是建设健康中国、增进人民福祉的重要内容，是以人民为中心发展思想的具体体现。为实施好食品安全战略，加强食品安全治理，根据《中华人民共和国国民经济和社会发展第十三个五年规划纲要》，制定本规划。

一、现状和形势

"十二五"期间，各地区、各部门进一步加大工作力度，食品安全形势总体稳定向好，人民群众饮食安全得到切实保障。

（一）食品产业快速发展。到"十二五"末，全国获得许可证的食品生产企业13.5万家、流通企业819万家、餐饮服务企业348万家；规模以上食品工业企业主营业务收入11.35万亿元，年均递增12.5%。进出口食品贸易额增长23.9%。

（二）监管力度持续加大。无公害农产品种植面积增加2000万亩。查处食品安全违法案件95.8万起，侦破食品安全犯罪案件8万余起。2015年国家食品安全监督抽检17.2万批次，合格率为96.8%。进出口食品安全水平持续稳定。实行"明厨亮灶"的餐饮服务企业41.8万家，实行量化分级管理的餐饮服务企业275万家。在100个城市开展餐厨废弃物资源化利用和无害化处理试点。

（三）支撑保障能力稳步加强。实施食品安全检（监）测能力建设项目，安排中央基建投资 184.5 亿元。食品安全科技创新体系逐步完善。食品监测覆盖范围不断扩大，食源性疾病监测网络哨点医院达 3883 家，食品污染物和有害因素监测点达 2656 个。成立了国家食品安全风险评估中心，建立了 100 家农产品质量安全风险评估实验室。

（四）监管体制不断完善。国务院成立食品安全委员会，组建食品药品监管总局，各级政府普遍建立了食品安全综合协调机制并明确办事机构，统一权威监管体制建设取得显著进展。

（五）法律法规标准体系进一步健全。修订食品安全法、兽药管理条例等 10 部法律法规，制修订 20 余部食品安全部门规章，6 个省（区、市）出台了食品生产加工小作坊和食品摊贩管理地方性法规。最高人民法院、最高人民检察院出台关于办理危害食品安全刑事案件适用法律若干问题的解释，最高人民法院出台审理食品药品纠纷案件适用法律若干问题的规定。国家卫生计生委清理食品标准 5000 项，整合 400 项，发布新的食品安全国家标准 926 项、合计指标 1.4 万余项。农业部新发布农药残留限量指标 2800 项，清理 413 项农药残留检验方法。

（六）社会共治格局初步形成。连续 5 年举办"全国食品安全宣传周"活动，累计覆盖 7 亿多人次。食品生产经营者诚信守法意识、公众食品安全意识和社会参与度进一步提高。开通"12331"全国食品药品投诉举报电话，推行有奖举报制度。开展食品安全信用体系建设试点，获得诚信管理体系评价证书的食品企业 600 余家，婴幼儿配方乳粉企业全部建立诚信管理体系。

在肯定成绩的同时，必须清醒认识到，我国仍处于食品安全风险隐患凸显和食品安全事件集中爆发期，食品安全形势依然严峻。一是源头污染问题突出。一些地方工业"三废"违规排放导致农业生产环境污染，农业投入品使用不当、非法添加和制假售假等问题依然存在，农药兽药残留和添加剂滥用仍是食品安全的最大风险。二是食品产业基础薄弱。食品生产经营企业多、小、散，全国 1180 万家获得许可证的食品生产经营企业中，绝大部分为 10 人以下小企业。企业诚信观念和质量安全意识普遍不强，主体责任尚未完全落实。互联网食品销售迅猛增长带来了新的风险和挑战。三是食品安全标准与发达国家和国际食品法典标准尚有差距。食品安全标准基础研究滞后，科学性和实用性有待提高，部分农药兽药残留等相关标准缺失、检验方法不配套。四是监管能力尚难适应需要。监管体制机制仍需完善，法规制度仍需进一步健全，监管队伍特别是专业技术人员短缺，打击食品安全犯罪的专业力量严重不足，监管手段、技术支撑等仍需加强，风险监测和评估技术水平亟待提升。

"十三五"时期是全面建成小康社会的决胜阶段，也是全面建立严密高效、社会共治的食品安全治理体系的关键时期。尊重食品安全客观规律，坚持源头治理、标本兼治，确保人民群众"舌尖上的安全"，是全面建成小康社会的客观需要，是公共安全体系建设的重要内容，必须下大力气抓紧抓好。

二、总体要求

（一）指导思想。

全面贯彻党的十八大和十八届三中、四中、五中、六中全会精神，以马克思列宁主义、毛泽东思想、邓小平理论、"三个代表"重要思想、科学发展观为指导，深入贯彻习近平总书记系列重要讲话精神，认真落实党中央、国务院决策部署，紧紧围绕统筹推进"五位一体"总体布局和协调推进"四个全面"战略布局，牢固树立和贯彻落实创新、协调、绿色、开放、共享的发展理念，坚持最严谨的标准、最严格的监管、最严厉的处罚、最严肃的问责，全面实施食品安全战略，着力推进监管体制机制改革创新和依法治理，着力解决人民群众反映强烈的突出问题，推动食品安全现代化治理体系建设，促进食品产业发展，推进健康中国建设。

（二）基本原则。

1.预防为主。坚持关口前移，全面排查、及时发现处置苗头性、倾向性问题，严把食品安全的源头关、生产关、流通关、入口关，坚决守住不发生系统性区域性食品安全风险的底线。

2.风险管理。树立风险防范意识，强化风险评估、监测、预警和风险交流，建立健全以风险分析为基础的科学监管制度，严防严管严控风险隐患，确保监管跑在风险前面。

3. 全程控制。严格实施从农田到餐桌全链条监管，建立健全覆盖全程的监管制度、覆盖所有食品类型的安全标准、覆盖各类生产经营行为的良好操作规范，全面推进食品安全监管法治化、标准化、专业化、信息化建设。

4. 社会共治。全面落实企业食品安全主体责任，严格落实地方政府属地管理责任和有关部门监管责任。充分发挥市场机制作用，鼓励和调动社会力量广泛参与，加快形成企业自律、政府监管、社会协同、公众参与的食品安全社会共治格局。

（三）发展目标。

到 2020 年，食品安全治理能力、食品安全水平、食品产业发展水平和人民群众满意度明显提升。主要实现以下目标：

1. 食品安全抽检覆盖全部食品类别、品种。国家统一安排计划、各地区各有关部门分别组织实施的食品检验量达到每年 4 份 / 千人。其中，各省（区、市）组织的主要针对农药兽药残留的食品检验量不低于每年 2 份 / 千人。

2. 农业源头污染得到有效治理。主要农作物病虫害绿色防控覆盖率达到30% 以上，农药利用率达到 40% 以上，主要农产品质量安全监测总体合格率达到 97% 以上。

3. 食品安全现场检查全面加强。职业化检查员队伍基本建成，实现执法程序和执法文书标准化、规范化。对食品生产经营者每年至少检查 1 次。实施网格化管理，县、乡级全部完成食品安全网格划定。

4. 食品安全标准更加完善。制修订不少于 300 项食品安全国家标准，制修订、评估转化农药残留限量指标 6600 余项、兽药残留限量指标 270 余项。产品标准覆盖包括农产品和特殊人群膳食食品在内的所有日常消费食品，限量标准覆盖所有批准使用的农药兽药和相关农产品，检测方法逐步覆盖所有限量标准。

5. 食品安全监管和技术支撑能力得到明显提升。实现各级监管队伍装备配备标准化。各级食品安全检验检测能力达到国家建设标准，进出口食品检验检测能力保持国际水平。

三、主要任务

（一）全面落实企业主体责任。

食品生产经营者应当严格落实法定责任和义务。遵守相关法律法规和标准，采取多种措施，确保生产过程整洁卫生并符合有关标准规范，确保生产经营各环节数据信息采集留存真实、可靠、可溯源。建立健全食品安全管理制度，配备食品安全管理人员。主动监测已上市产品质量安全状况，及时报告风险隐患，依法召回、处置不符合标准或存在安全隐患的食品。

开展食品安全师制度试点。鼓励食品生产经营企业建设规模化原辅材料和食品加工、配送基地，加强供应链管理，发展连锁经营、集中采购、标准化生产、统一配送等现代经营方式。加强冷链物流基础设施建设，提升冷链物流管理标准和管理水平。鼓励企业按照良好生产经营规范组织生产，实施危害分析和关键控制点体系、良好生产规范、食品安全管理体系、食品防护计划等自愿性质量管理规范，通过相关认证的可以在其产品包装上予以标识。鼓励和支持食品生产经营小作坊、小摊贩、小餐饮改善生产经营条件。加强食品品牌建设。

（二）加快食品安全标准与国际接轨。

建立最严谨的食品安全标准体系。加快制修订产业发展和监管急需的食品基础标准、产品标准、配套检验方法标准、生产经营卫生规范等。加快制修订重金属、农药残留、兽药残留等食品安全标准。密切跟踪国际标准发展更新情况，整合现有资源建立覆盖国际食品法典及有关发达国家食品安全标准、技术法规的数据库，开展国际食品安全标准比较研究。加强标准跟踪评价和宣传贯彻培训。鼓励食品生产企业制定严于食品安全国家标准、地方标准的企业标准，鼓励行业协会制定严于食品安全国家标准的团体标准。依托现有资源，建立食品安全标准网上公开和查询平台，公布所有食品安全国家标准及其他相关标准。整合建设监测抽检数据库和食品毒理学数据库，提升标准基础研究水平。将形成技术标准作为组织实施相关科研项目的重要目标之一，并列入食品科研重要考核指标，相关成果可以作为专业技术资格评审依据。

专栏1　食品安全国家标准提高行动计划

（一）制修订食品安全国家标准。

制修订不少于300项食品安全国家标准，加快生产经营卫生规范、检验方法等标准制定。制修订农药残留限量指标3987项，评估转化农药残留限量指标2702项，清理、修订农药残留检验方法413项，研究制定农药残留国家标准技术规范7项，建立农业残留基础数据库1个。制定食品中兽药最大残留限量标准，完成31种兽药272项限量指标以及63项兽药残留检测方法标准制定。

（二）加强食品安全国家标准专业技术机构能力建设。

依托国家和重点省份食品安全技术机构，设立若干标准研制核心实验室。

（三）完善法律法规制度。

加快构建以食品安全法为核心的食品安全法律法规体系。修订农产品质量安全法、食品安全法实施条例、农药管理条例、乳品质量安全监督管理条例。推进土壤污染防治法、粮食法、肥料管理条例等立法进程。推动各地加快食品生产加工小作坊和食品摊贩管理等地方性法规规章制修订。制修订食品标识管理、食品安全事件调查处理、食品安全信息公布、食品安全全程追溯、学校食堂食品安全监督管理等配套规章制度。完善国境口岸食品安全规章制度。

（四）严格源头治理。

深入开展农药兽药残留、重金属污染综合治理。开展化肥农药使用量零增长行动，全面推广测土配方施肥、农药精准高效施用。加快高效、低毒、低残留农药新品种研发和推广，实施高毒、高残留农药替代行动。实施兽用抗菌药治理行动，逐步淘汰无残留限量标准和残留检测方法标准的兽药及其制剂。严格落实农药兽药登记和安全使用制度，推行高毒农药定点经营和实名购买制度。推进重金属污染源头治理，摸清土壤污染分布情况，开展污染耕地分级分类治理。

提高农业标准化水平。实施农业标准化推广工程，推广良好农业规范。继续推进农业标准化示范区、园艺作物标准园、标准化规模养殖场（小区）、水产健康养殖场建设。支持良好农业规范认证品牌农产品发展，提高安全优质品牌农产品比重。建立健全畜禽屠宰管理制度，加快推进病死畜禽无害化处理与养殖业保险联动机制建设，加强病死畜禽、屠宰废弃物无害化处理和资源化利用。加强粮食质量安全监测与监管，推动建立重金属等超标粮食处置长效机制。推动农产品生产者积极参与国家农产品质量安全追溯管理信息平台运行。开展肉类、蔬菜等产品追溯体系建设的地区要加快建立高效运行长效机制。

专栏 2　食用农产品源头治理工程

（一）农药残留治理工程。

主要农作物病虫害绿色防控覆盖率达到 30% 以上，专业化统防统治覆盖率达到 40% 以上，农药利用率达到 40% 以上。

（二）兽药残留治理工程。

新研发和推广低毒、低残留新兽药产品 100 种，淘汰高风险兽药产品 100 种。动物产品兽药残留合格率保持在 97% 以上。

（三）测土配方施肥推广工程。

测土配方施肥技术覆盖率达到 90% 以上，畜禽粪便养分还田率达到 60% 以上，水肥一体化技术推广面积达到 1.5 亿亩，机械施肥面积占主要农作物种植面积的 40% 以上，主要农作物化肥利用率达到 40% 以上。

（四）农业标准化推广工程。

标准化生产示范园（场）全部通过"三品一标"（无公害农产品、绿色食品、有机农产品和农产品地理标志）认证登记，有机农产品种植基地面积达到 300 万公顷，绿色食品种植基地面积达到 1200 万公顷。

（五）农产品质量安全保障工程。

完善国家农产品质量安全追溯管理信息平台，健全农产品质量安全监管体系，提高基层监管能力。

（五）严格过程监管。

严把食品生产经营许可关。对食品（含食品添加剂）生产、直接接触食品的包装材料等具有较高风险的相关产品、食品经营（不含销售食用农产品）依法严格实施许可管理。深化"放管服"改革，优化许可流程，提高审批效率。整合现有资源，建立全国统一的食品生产经营许可信息公示系统。落实地方政府尤其是县级政府责任，实施餐饮业质量安全提升工程。获得许可证的餐饮服务单位全面推行"明厨亮灶"。推进餐厨废弃物资源化利用和无害化处理试点城市建设。

严格生产经营环节现场检查。食品生产经营企业应当认真履行法定义务，严格遵守许可条件和相关行为规范。科学划分食品生产经营风险等级，加强对高风险食品生产经营企业的监督检查。科学制定国家、省、市、县级食品检查计划，确定检查项目和频次。国务院食品安全监管有关部门负责建立和完善食品生产经营监督检查制度和技术规范，依据职责监督抽查大型食品生产经营企业；省级食品安全监管部门负责制定本省（区、市）年度监督管理计划，抽查本行政区域内大型食品生产经营企业，督导核查市、县级监督管理工作；市、县级食品安全监管部门负责日常监督检查，在全覆盖基础上按照"双随机、一公开"原则开展日常检查。现场检查应按照年度监督检查计划进行，覆盖所有生产经营者，重点检查农村、学校、幼儿园等重点区域，小作坊、小摊贩、小餐饮等重点对象，冷链贮运等重点环节，以及中高风险食品生产经营者。大力推进学校食堂、幼儿园食堂实时监控工作。

严格特殊食品监管。推进保健食品注册与备案制改革，完善保健食品保健功能目录，科学调整功能表述。制定保健食品原料目录、可用和禁用于保健食品物品名单。严厉打击保健食品虚假宣传、商业欺诈、诱骗消费者购买等违法行为。严格特殊医学用途配方食品、婴幼儿配方乳粉产品配方注册管理。

严格网格化监管。科学划定县、乡级行政区域内食品安全网格，合理配备监管协管力量，做到"定格、定岗、定员、定责"。建立健全责任包干、信息管理、上下联动、社会协作、协调处理、宣传引导、考核评价等制度，有效消除各类风险隐患。到"十三五"末，县、乡级100%完成食品安全网格划定。

严格互联网食品经营、网络订餐等新业态监管。加强互联网食品经营网上监测能力建设。落实网络平台食品经营资质审核责任，完善网上交易在线投诉和售后维权机制。

严格食品相关产品监管。通过安全评估确定风险等级，对高风险的食品相关产品实施生产许可，逐步形成以监督检查为手段，以风险监测和抽样检验为验证的事中事后监管体系。

严格进出口食品安全监管。实施进口食品安全放心工程，强化口岸检验检疫。实施进出口食品安全风险预警和进出口企业信誉记录制度，建立风险预警平台，大力加强境外体系检查。完善进出口食品质量安全检验检测，制定进口食品安全监督抽检计划和风险监测计划。严格实施进口食品境外生产企业注册。加强跨境电子商务进口食品检验检疫监管。

推动特色食品加工示范基地建设。在原料资源丰富地区，选择一批地方特色突出的食品产业园区，以知名品牌和龙头企业为引领，开展集食品研发创新、检测认证、包装印刷、冷链物流、人才培训、工业旅游、集中供热、污水集中处理等于一体的现代食品工业基地建设示范，提高基础设施和公共服务水平，开展集中监管，发挥示范引领作用，带动食品产业转型升级和食品质量安全管理水平整体提升。

（六）强化抽样检验。

食品安全抽样检验覆盖所有食品类别、品种，突出对食品中农药兽药残留的抽检。科学制定国家、省、市、县级抽检计划。国务院食品安全监管有关部门主要承担规模以上或产品占市场份额较大食品生产企业的产品抽检任务，省级食品安全监管部门主要承担本行政区域内所有获得许可证的食品生产企业的产品抽检任务，市、县级食品安全监管部门主要承担本行政区域内具有一定规模的市场销售的蔬菜、水果、畜禽肉、鲜蛋、水产品农药兽药残留抽检任务以及小企业、小作坊和餐饮单位抽检任务。市、县级食品安全监管部门要全面掌握本地农药兽药使用品种、数量，特别是各类食用农产品种植、养殖过程中农药兽药使用情况，制定的年度抽检计划和按月实施的抽检样本数量要能够覆盖全部当地生产销售的蔬菜、水果、畜禽肉、鲜蛋和水产品，每个品种抽样不少于 20 个，抽样检验结果及时向社会公开。将食品安全抽检情况列为食品安全工作考核的重点内容。

专栏 3　食品安全监管行动计划

（一）食品安全监督抽检工程。

到 2020 年，国家统一安排计划、各地区各有关部门分别组织实施的食品检验量达到每年 4 份 / 千人。其中，各省（区、市）组织的主要针对农药兽药残留的食品检验量不低于每年 2 份 / 千人。探索开展国家食品安全评价性抽检工作。

（二）特殊食品审评能力建设。

加强特殊食品审评工作，加强专职审评员队伍建设，依法按时完成保健食品、特殊医学用途配方食品和婴幼儿配方乳粉产品配方技术审评任务。

（三）进出口食品安全监管提升计划。

对 50 个主要对我国出口食品的国家（地区）开展食品安全体系评估和回顾性检查。严格实施进口食品监督抽检，监督抽检产品种类实现全覆盖。建设 20 个进口食品进境检验检疫指定口岸。新建 100 个国家级出口食品安全示范区。

（四）餐饮业质量安全提升工程。，

推进餐饮业实施餐饮服务食品安全操作规范，加强餐饮食品安全员考核，完善餐饮服务食品安全标准。落实地方政府尤其是县级政府责任，实现餐饮食品安全监管全覆盖。

（七）严厉处罚违法违规行为。

整治食品安全突出隐患及行业共性问题。重点治理超范围超限量使用食品添加剂、使用工业明胶生产食品、使用工业酒精生产酒类食品、使用工业硫磺熏蒸食物、违法使用瘦肉精、食品制作过程违法添加罂粟壳等物质、水产品违法添加孔雀石绿等禁用物质、生产经营企业虚假标注生产日期和保质期、用回收食品作为原料生产食品、保健食品标签宣传欺诈等危害食品安全的"潜规则"和相关违法行为。完善食品中可能违法添加的非食用物质名单、国家禁用和限用农药名录、食用动物禁用的兽药及其他化合物清单，研究破解"潜规则"的检验方法。

整合食品安全监管、稽查、检查队伍，建立以检查为统领，集风险防范、案件调查、行政处罚、案件移送于一体的工作体系。各级公安机关进一步加强打击食品安全犯罪的专业力量建设，强化办案保障。加强行政执法与刑事司法的衔接，建立证据互认、证据转换、法律适用、涉案食品检验认定与处置等协作配合机制。推动出台食品安全违法行为处罚到人的法律措施。完善政法委牵头、政法部门和监管部门共同参与的协调机制。

（八）提升技术支撑能力。

提升风险监测和风险评估等能力。全面加强食源性疾病、食品污染物、食品中有毒物质监测，强化监测数据质量控制，建立监测数据共享机制。完善食品安全风险评估体系，通过综合分析监测数据及时评估并发现风险。建立食品安全和农产品质量安全风险评估协调机制，将"米袋子"、"菜篮子"主要产品纳入监测评估范围。食品污染物和有害因素监测网络覆盖所有县级行政区域并延伸到乡镇和农村，食源性疾病监测报告系统覆盖各级各类医疗机构。

健全风险交流制度。按照科学、客观、及时、公开的原则，定期组织食品生产经营者、食品检验机构、认证机构、食品行业协会、消费者协会以及新闻媒体等，就食品安全风险评估信息和食品安全监督管理信息进行交流沟通。规范食品安全信息发布机制和制度。建立国家、省、市、县四级食品安全社会公众风险认知调查体系和国家、省、市三级风险交流专家支持体系。鼓励大型食品生产经营企业参与风险交流。

专栏4　风险监测预警、评估能力提升项目

（一）食品安全风险监测能力。

依托现有资源建设风险监测区域重点实验室和省级参比实验室。进一步完善国家食源性疾病监测系统，建立覆盖全部医疗机构并延伸到农村的食源性疾病监测报告网络。依托现有资源构建地方各级食源性疾病监测溯源平台。建立覆盖全国的食品安全风险预警系统和重点食品品种风险预警模型。建立健全覆盖主要贸易国家（地区）的进出口食品安全信息监测网

络和进出口食品安全数据库。

（二）食品安全风险评估能力。

建立国家农产品质量安全风险评估实验室。加快国家食品安全风险评估中心分中心建设，建设风险评估区域重点实验室。实施食物消费量调查、总膳食和毒理学研究计划。建立完善国家食品安全风险评估基础数据库。构建进出口食品安全风险评估分级模型。

加快建设食品安全检验检测体系。构建国家、省、市、县四级食品安全检验检测体系。国家级检验机构具备较强的技术性研究、技术创新、仲裁检验、复检能力和国际合作能力；省级检验机构能够完成相应的法定检验、监督检验、执法检验、应急检验等任务，具备一定的科研能力，能够开展有机污染物和生物毒素等危害物识别及安全性评价、食源性致病微生物鉴定、食品真实性甄别等基础性、关键性检验检测技术，能够开展快速和补充检验检测方法研究；市级检验机构具备对食品安全各项目参数较全面的常规性检验检测能力；食品产业大县和人口大县要具备对常见微生物、重金属、农药兽药残留等指标的实验室检验能力及定性快速检测能力。加强检验检测信息化建设。鼓励大专院校、企业检验机构承担政府检验任务。组织开展食品快速检测方法评价，规范快速检测方法应用。

提高食品安全智慧监管能力。重点围绕行政审批、监管检查、稽查执法、应急管理、检验监测、风险评估、信用管理、公共服务等业务领域，实施"互联网＋"食品安全监管项目，推进食品安全监管大数据资源共享和应用，提高监管效能。

加强基层监管能力建设。各级食品安全监管机构业务用房、执法车辆、执法装备配备实现标准化，满足监督执法需要。

加强应急处置能力建设。完善国家、省、市、县四级应急预案体系，健全突发事件跟踪、督查、处理、报告、回访和重大事故责任追究机制。强化食品安全舆情监测研判。开展应急演练。

专栏 5　监管能力建设项目

（一）检验检测能力建设项目。

实施食品安全检验检测能力达标工程。根据国家建设标准建设食品安全检验检测机构。依托现有资源建设一批食品安全监管重点实验室，在相应特色领域具备国内一流检验水平和技术攻关能力。全面推进县级食品安全检验检测资源整合。鼓励通过建设省、市级检验机构区域分中心的方式开展跨层级整合。做好与药品、医疗器械检验检测项目的统筹衔接。

实施食用农产品和进出口食品检验机构改造项目。升级改造农产品质量安全风险评估实验室、粮食质量安全检验监测机构。建设进出口食品质量检（监）测基准实验室。升级改造部分省级进出口食品质量安全检（监）测重点实验室。

（二）"互联网 +"食品安全监管项目。

继续推进实施国家食品安全监管信息化工程建设项目。依托现有机构，整合现有资源，重点建设全国食品生产经营许可信息公示系统，以及食品生产经营监管、检验监测、信用管理、应急管理、风险评估和移动执法系统；完善婴幼儿配方乳粉、生鲜农产品和酒类食品追溯信息管理平台；建设进出口食品安全监管信息化工程和粮食质量安全监管信息化平台；构建食品安全监管数据中心和监管信息资源数据库。

（三）基层监管能力标准化建设项目。

合理保障食品安全监管机构执法基本装备、执法取证装备、快检装备配备和基础设施建设需要，到"十三五"末，实现各级监管队伍装备配备标准化。

（四）提升突发事件应对能力。

加强应急能力培训，提升调查分析能力、风险防控能力、信息公开能力和舆论引导能力。建立以中国食品药品检定研究院为龙头，以 7—10 个区域性应急检验检测重点实验室为支撑的应急检验检测体系。加强食品安全突发事件流行病学调查和卫生学处置能力建设，整合建立重大食品安全突发事件病因学实验室应急检测技术平台。

强化科技创新支撑。利用国家科技计划（专项、基金等）、企业投入、社会资本等统筹支持食品安全创新工作。重点支持研发冷链装备关键技术、过程控制技术、检验检测技术等。

专栏6　食品安全重点科技工作

（一）建立科学、高效的过程控制技术体系。

开展农药兽药、持久性有机污染物、重金属、微生物、生物毒素等食品原料中危害物迁移转化机制与安全控制机理等技术研究。提出相应控制规范，研发控制新工艺和新设备。研发质量安全控制新技术30~50项。

（二）建立全覆盖、组合式、非靶向检验检测技术体系。

研发食品中化学性、生物性、放射性危害物高效识别与确证关键技术及产品，研发生化传感器、多模式阵列光谱、小型质谱、离子迁移谱等具有自主知识产权的智能化快速检测试剂、小型化智能离线及在线快速检测装备30~50台（套），制定检验规程120~150项，研制食品安全基体标准物质60~80种。开展食品安全第三方检验检测体系建设科技示范。

（三）建立科学合理的食品安全监测和评价评估技术体系。

开展体外替代毒性测试、混合污染物毒性评价及风险评估等食品安全危害识别与毒性机制等研究。研发新一代毒性测试方法技术20~30项。

（四）研发急需优先发展的冷链装备关键技术。

研究和开发高效、环保、精准冷链装备，研究氨制冷系统安全技术，研究基于信息技术的绿色冷链物流系统优化技术。

（五）整合现有资源加强食品安全监督执法智慧工作平台研发。

研究食品安全风险分级评价与智能化现场监管、网络食品安全监控等技术。研发致病微生物全基因溯源、食品安全突发事件应急演练模拟仿真模型等应急处置新技术30~40项，研发风险预警模型和可视化决策支持的云服务平台，形成监督管理新技术20~30项。

（六）强化食品安全国家标准制修订。

研究农药和兽药的关键限量标准不少于20种，新发毒素、污染物标准不少于 5 种。

（七）综合示范应用。

通过研究成果转化、应用和集成研究，提出食品安全解决方案。开展区域和产业链综合示范，发挥科技成果在服务产业发展和支撑食品安全监管方面的重要作用。

（九）加快建立职业化检查员队伍。

依托现有资源建立职业化检查员制度，明确检查员的资格标准、检查职责、培训管理、绩效考核等要求。加强检查员专业培训和教材建设，依托现有资源设立检查员实训基地。采取多种合理有效措施，鼓励人才向监管一线流动。

专栏 7 专业素质提升项目

（一）建立职业化检查员队伍。

加强培训考核，使职业化检查员符合相应的工作要求。

（二）加强人才培养。

推进网络教育培训平台建设。依托现有省级教育培训机构建立专业教学基地。加强跨学科高端人才培养。

监管人员专业化培训时间人均不低于 40 学时／年，新入职人员规范化培训时间人均不低于 90 学时。对地方各级政府分管负责人进行分级培训。对各级监管机构相关负责人进行国家级调训。本科以上学历专业技术人员达到食品安全监管队伍总人数的 70％ 以上，高层次专业人才占技术队伍的 15％ 以上。食品安全一线监管人员中，食品相关专业背景的人员占比每年提高 2％。

（十）加快形成社会共治格局。

完善食品安全信息公开制度。各级监管部门及时发布行政许可、抽样检验、监管执法、行政处罚等信息，做到标准公开、程序公开、结果公开。将相关信息及时纳入食品生产经营企业信用档案、全国信用信息共享平台及国家企业信用信息公示系统，开展联合激励和惩戒。

畅通投诉举报渠道，严格投诉举报受理处置反馈时限。鼓励食品生产经营企业员工举报违法行为，建立举报人保护制度，落实举报奖励政策。加强舆论引导，回应社会关切，鼓励新闻媒体开展食品安全舆论监督。食品安全新闻报道要客观公正，重大食品安全新闻报道和信息发布要严格遵守有关规定。

支持行业协会制订行规行约、自律规范和职业道德准则，建立健全行业规范和奖惩机制。提高食品行业从业人员素质，对食品生产经营企业的负责人和主要从业人员，开展食品安全法律法规、职业道德、安全管控等方面的培训。

加强消费者权益保护，增强消费者食品安全意识和自我保护能力，鼓励通过公益诉讼、依法适用民事诉讼简易程序等方式支持消费者维权。继续办好"全国食品安全宣传周"，将食品安全教育纳入国民教育体系，作为公民法制和科学常识普及、职业技能培训等的重要内容。加强科普宣传，推动食品安全进农村、进企业、进社区、进商场等，鼓励研究机构、高校、协会等参与公益宣传科普工作，提升全民食品安全科学素养。

专栏8　社会共治推进计划

（一）建设投诉举报业务系统。

建成覆盖国家、省、市、县四级的投诉举报业务系统，实现网络24小时接通，电话在受理时间内接通率不低于90%。

（二）扩大食品安全责任保险试点。

完善食品安全责任保险政策，充分发挥保险的风险控制和社会管理功能，探索建立行业组织、保险机构、企业、消费者多方参与、互动共赢的激励约束机制和风险防控机制。

（三）开展食品行业从业人员培训提高项目。

食品生产经营企业每年安排食品安全管理人员、主要从业人员接受不少于40小时的食品安全法律法规、科学知识和行业道德伦理的集中培训。有关部门要加强指导，培养师资力量，制定培训大纲和教材，利用大专院校、第三方机构等社会资源开展培训。鼓励行业协会对从业人员开展培训。

（四）开展食品安全状况综合评价。

研究建立食品安全状况综合评价体系，开展食品安全指数评价和发布试点工作。

（五）实施立体化科普宣传计划。

整合现有资源，加强科普示范基地建设，建立完善统一的食品安全科普知识库。充实宣传力量。推广"两微一端"新媒体平台。深入开展"全国食品安全宣传周"等科普宣传活动。将食品安全教育内容融入有关教育教学活动。

（十一）深入开展"双安双创"行动。

继续开展国家食品安全示范城市创建和农产品质量安全县创建（即"双安双创"）行动，实施食品安全和农产品质量安全示范引领工程，鼓励各地分层次、分步骤开展本区域食品安全和农产品质量安全示范创建行动，提升食品安全监管能力和水平。

专栏9　食品安全和农产品质量安全示范引领工程

（一）食品安全示范城市创建。

在4个直辖市、27个省（区）的省会（首府）城市、计划单列市和其他部分条件成熟的地级市（共约100个），开展国家食品安全示范城市创建行动。

（二）农产品质量安全县创建。

在具备条件的"菜篮子"产品主产县（共约1000个）开展国家农产品质量安全县创建行动。

四、保障措施

（一）加强组织领导。

地方各级政府要根据本规划确定的发展目标和主要任务，将食品安全工作纳入重要议事日程和本地区经济社会发展规划，切实落实监管有责、有岗、有人、有手段，履行日常监管、监督抽检责任。实行综合执法的地方要充实基层监管力量，将食品药品安全监管作为首要职责。

（二）合理保障经费。

按照《国务院关于推进中央与地方财政事权和支出责任划分改革的指导意见》（国发〔2016〕49号）要求，落实财政投入政策。继续安排中央基建投资对食品安全监管基础设施和装备给予支持。完善执法能力建设投入机制，讲求效益，注重资源共享。制定完善各类项目支付标准，探索通过政府购买服务等方式提高食品安全监管投入效益。资金投入向基层、集中连片特困地区、国家扶贫开发工作重点县以及对口支援地区等适当倾斜。

（三）强化综合协调。

加强各级食品安全委员会及食品安全办建设，健全食品安全委员会各成员单位工作协同配合机制以及信息通报、形势会商、风险交流、协调联动等制度，统筹协调、监督指导各成员单位落实食品安全职责，加大督查考评力度，形成监管合力。乡镇（街道）要完善食品安全监管体制，加强力量建设，确保事有人做、责有人负。

（四）深化国际合作。

加强与发达国家食品安全监管机构及重要国际组织合作，积极参与国际规则和标准制定，应对国际食品安全突发事件，提高全球食品安全治理能力和水平。加强食品安全国际化人才培养，鼓励支持我国专家在食品相关国际机构任职。做好我国作为国际食品法典添加剂委员会和农药残留委员会主席国的相关工作。

（五）严格考核评估。

各有关部门要按照职责分工，细化目标，分解任务，制订实施方案，落实各项规划任务。要健全完善考核评估和监督机制，并将本规划任务落实情况纳入对各相关部门和下一级政府的考核评价内容。国务院食品安全办牵头对本规划执行情况及时进行中期评估和终期考核，确保各项任务落实到位。

"十三五"国家药品安全规划

保障药品安全是建设健康中国、增进人民福祉的重要内容，是以人民为中心发展思想的具体体现。为提高药品质量安全水平，根据《中华人民共和国国民经济和社会发展第十三个五年规划纲要》，制定本规划。

一、现状和形势

"十二五"时期，在各方面共同努力下，我国药品安全形势稳定向好，人民群众用药得到保障，药品安全工作取得积极进展。

（一）公众需求得到进一步满足。及时出台政策，优先审评审批部分临床急需的仿制药，加快审评审批对重大疾病、罕见病、老年人和儿童疾病有更好疗效的创新药及医疗器械。一批在治疗肿瘤、艾滋病、罕见病、儿童手足口病、脊髓灰质炎等领域具有自主知识产权的创新药，以及国产生物材料、高端影像类产品、心脏血管支架等医疗器械加快上市，满足群众需求。

（二）审评审批制度改革扎实推进。按照《国务院关于改革药品医疗器械审评审批制度的意见》（国发〔2015〕44 号）要求，推进仿制药质量和疗效一致性评价，在 10 省（市）开展上市许可持有人制度试点，改进临床试验审批，提高审评审批质量，公开审评审批信息，推动建立科学高效的审评审批体系。

（三）法规标准体系不断完善。修订公布《医疗器械监督管理条例》及药品生产质量管理规范、药品经营质量管理规范等。提升药品医疗器械标准，制修订药品标准 4368 项、药包材标准 130 项、医疗器械标准 566 项。制定公布《中华人民共和国药典（2015 年版）》。

（四）全过程监管制度基本形成。药物非临床研究质量管理规范、药物医疗器械临床试验质量管理规范、药品医疗器械生产质量管理规范、药品医疗器械经营质量管理规范稳步实施，从实验室到医院的全过程监管制度基本形成，覆盖全品种、全链条的药品追溯体系正在建立。

（五）违法违规行为受到严厉打击。出台食品药品行政执法与刑事司法衔接工作办法。对群众反映强烈的虚假注册申报、违规生产、非法经营、夸大宣传、使用无证产品及制售假劣药品等违法违规行为，持续开展专项打击。查处药品医疗器械行政案件 75 万起，公安机关侦破危害药品安全案件 4.6 万余起。对申报生产或进口的药品注册申请，全面开展临床试验数据自查核查。

（六）支撑保障能力稳步加强。各级财政支持力度持续加大，监管能力得到提升。完善药品医疗器械审评、检查和检验检测体系，建成国家药品不良反应监测系统。执业药师数量不断增长。

在肯定成绩的同时，必须清醒认识到，影响我国药品质量安全的一些深层次问题依然存在，药品质量安全形势依然严峻。药品质量总体水平有待提高，部分产品质量疗效与国际先进水平存在差距，一些临床急需产品难以满足公众治病的实际需求，近 3/4 的药品批准文号闲置。执业药师用药服务作用发挥不到位，不合理用药问题突出。药品监管基础仍较薄弱，统一权威监管体制尚未建立，监管专业人员不足，基层装备配备缺乏，监管能力与医药产业健康发展要求不完全适应。

"十三五"时期是全面建成小康社会的决胜阶段，也是全面建立严密高效、社会共治的药品安全治理体系的关键时期。要尊重药品安全规律，继续加大工作力度，坚持把药品安全作为关系民生的政治任务来落实，确保广大人民群众用药安全。

二、总体要求

（一）指导思想。

全面贯彻党的十八大和十八届三中、四中、五中、六中全会精神，以马克思列宁主义、毛泽东思想、邓小平理论、"三个代表"重要思想、科学发展观为指导，深入贯彻习近平总书记系列重要讲话精神，认真落实党中央、国务院决策部署，紧紧围绕统筹推进"五位一体"总体布局和协调推进"四个全面"战略布局，牢固树立和贯彻落实创新、协调、绿色、开放、共享的发展理念，坚持最严谨的标准、最严格的监管、最严厉的处罚、最严肃的问责，加快建成药品安全现代化治理体系，提高科学监管水平，鼓励研制创新，全面提升质量，增加有效供给，保障人民群众用药安全，推动我国由制药大国向制药强国迈进，推进健康中国建设。

（二）基本原则。

1.维护公众健康，保障公众需求。坚持以人民健康为中心，把人民健康放在优先发展战略地位，保障公众，用药安全、有效、可及，防止药品安全事件发生，切实维护人民群众身体健康和生命安全。

2.深化审评审批改革，提升监管水平。持续深化"放管服"改革，寓监管于服务之中，优化程序、精简流程、公开透明，完善科学监管机制，提升监管效率和水平。

3.鼓励研发创新，提高产品质量。以解决临床问题为导向，落实创新驱动发展战略，瞄准国际先进水平，破除制约创新发展的思想观念和制度藩篱，促进提升研发创新水平，推动企业强化质量安全控制，切实提升药品质量和疗效。

4.加强全程监管，确保用药安全有效。完善统一权威的监管体制，推进药品监管法治化、标准化、专业化、信息化建设，提高技术支撑能力，强化全过程、全生命周期监管，保证药品安全性、有效性和质量可控性达到或接近国际先进水平。

（三）发展目标。

到2020年，药品质量安全水平、药品安全治理能力、医药产业发展水平和人民群众满意度明显提升。

1.药品质量进一步提高。批准上市的新药以解决临床问题为导向，具有明显的疗效；批准上市的仿制药与原研药质量和疗效一致。分期分批对已上市的药品进行质量和疗效一致性评价。2018年底前，完成国家基本药物目录（2012年版）中2007年10月1日前批准上市的289个化学药品仿制药口服固体制剂的一致性评价；鼓励企业对其他已上市品种开展一致性评价。

2.药品医疗器械标准不断提升。制修订完成国家药品标准3050个和医疗器械标准500项。

3.审评审批体系逐步完善。药品医疗器械审评审批制度更加健全，权责更加明晰，流程更加顺畅，能力明显增强，实现按规定时限审评审批。

4.检查能力进一步提升。依托现有资源，使职业化检查员的数量、素质满足检查需要，加大检查频次。

5.监测评价水平进一步提高。药品不良反应和医疗器械不良事件报告体系以及以企业为主体的评价制度不断完善，监测评价能力达到国际先进水平，药品定期安全性更新报告评价率达到100%。

6.检验检测和监管执法能力得到增强。药品医疗器械检验检测机构达到国家相应建设标准。实现各级监管队伍装备配备标准化。

7.执业药师服务水平显著提高。每万人口执业药师数超过4人，所有零售药店主要管理者具备执业药师资格、营业时有执业药师指导合理用药。

三、主要任务

（一）加快推进仿制药质量和疗效一致性评价。

药品生产企业是一致性评价工作的主体，应按相关指导原则主动选购参比制剂，合理选用评价方法，开展研究和评价。食品药品监管部门加强对药品生产企业一致性评价工作的指导，制定完善相关指导原则，及时公布参比制剂信息，逐步建立我国仿制药参比制剂目录集。

细化落实医保支付、临床应用、药品集中采购、企业技术改造等方面的支持政策，有效解决临床试验资源短缺问题，鼓励企业开展一致性评价工作。自首家品种通过一致性评价后，其他药品生产企业的相同品种原则上应在3年内完成一致性评价。完善一致性评价工作机制，充实专业技术力量，严格标准、规范程序，按时审评企业提交的一致性评价资料和药品注册补充申请。

（二）深化药品医疗器械审评审批制度改革。

1.鼓励研发创新。完成药品上市许可持有人制度试点，及时总结经验、完善制度，力争尽快全面推开。鼓励具有临床价值的新药和临床急需仿制药研发上市，对具有明显临床价值的创新药及防治艾滋病、恶性肿瘤、重大传染病、罕见病等疾病的临床急需药品，实行优先审评审批。对创新药临床试验申请，重点审查临床价值和受试者保护等内容，加快临床试验审批。鼓励临床机构和医生参与创新药和医疗器械研发。对拥有产品核心技术发明专利、具有重大临床价值的创新医疗器械，以及列入国家重点研发计划、科技重大专项的临床急需药品医疗器械，实行优先审评审批。制定并定期公布限制类和鼓励类药品审批目录，及时公开注册申请信息，引导企业减少不合理申报。

2. 完善审评审批机制。健全审评质量控制体系。建立以临床为核心的药品医疗器械审评机制，完善适应症团队审评、项目管理人、技术争议解决、沟通交流、优先审评、审评信息公开等制度，逐步形成以技术审评为核心、现场检查和产品检验为支撑的药品医疗器械疗效和安全保障制度。建立健全药品数据保护制度，鼓励研发创新。

3. 严格审评审批要求。全面提高药品审批标准，创新药突出临床价值，改良型新药体现改良优势，仿制药要与原研药质量和疗效一致。

4. 推进医疗器械分类管理改革。健全医疗器械分类技术委员会及专业组，建立医疗器械产品风险评估机制和分类目录动态更新机制。制定医疗器械命名术语指南，逐步实施按医疗器械通用名称命名。制定医疗器械编码规则，构建医疗器械编码体系。

专栏 1　审评审批制度改革

（一）仿制药质量和疗效一致性评价。

制定或转化一致性评价所需的相关技术指南和指导原则，推进一致性评价能力建设，按照工作需要，依托现有资源，配备一定数量的专业人员。

（二）解决药品注册申请积压。

按国务院要求，尽快实现注册申请和审评数量年度进出平衡，按规定时限审批。

（三）加快医疗器械分类管理改革。

组建 16 个分类技术专业组，优化调整分类目录框架及结构，发布新版《医疗器械分类目录》，按专业领域设置研究制定 22 个命名术语指南，建立医疗器械分类、命名及编码数据库。

（三）健全法规标准体系。

1. 完善法规制度。推动修订药品管理法。修订化妆品卫生监督条例。基本完成药品、医疗器械、化妆品配套规章制修订。根据药品安全形势发展和法律法规制修订情况，清理规章和规范性文件，基本建成科学完备的药品安全法规制度体系。

2. 完善技术标准。对照国际先进水平编制《中华人民共和国药典（2020年版）》，化学药品标准达到国际先进水平，生物制品标准接近国际先进水平，中药（材）标准处于国际主导地位。提高药用辅料、药包材标准整体水平，扩大品种覆盖面，稳步提高民族药（材）标准。建立药品标准淘汰机制，全面清理历版药典未收载品种标准和各类局（部）颁标准，提升一批，淘汰一批。加快医疗器械国际标准研究转化，优先提高医疗器械基础通用标准和高风险类产品标准。制修订化妆品相关标准。

3. 完善技术指导原则。修订药物非临床研究、药物临床试验、处方药与非处方药分类、药用辅料安全性评价、药品注册管理、医疗器械注册技术审查等指导原则，修订药品生产、经营质量管理规范附录和技术指南。制定医疗器械生产经营使用以及不良事件监测技术指南。

专栏2　标准提高行动计划

（一）药品标准提高行动计划。

制修订国家药品标准3050个，包括中药民族药标准1100个、化学药品标准1500个、生物制品标准150个、药用辅料标准200个、药包材标准100个。

制修订药品注册技术指导原则350项。制修订药典收载的检测方法、通则（总论）以及技术指导原则100项。根据需要及时制定发布一批药品补充检验方法。

研制中药民族药和天然药物标准物质，包括化学对照品200种、对照药材150种、对照提取物100种。研制药用辅料和药包材标准物质，包括药用辅料对照品150种、药包材对照物质10种。

（二）医疗器械标准提高行动计划。

制修订医疗器械标准500项，包括诊断试剂类标准80项、有源医疗器械标准 200 项、无源医疗器械和其他标准 220 项。

制修订医疗器械技术审查和临床试验指导原则 200 项。研制体外诊断试剂标准物质 150 种。

建立健全医疗器械标准化管理体系，依托现有资源，加强国家医疗器械标准管理中心建设，配备满足需要的标准管理人员。

（三）化妆品标准提高行动计划。

制修订化妆品禁用、限用物质检验检测方法 30~50 项。

（四）加强全过程监管。

1.严格规范研制生产经营使用行为。

加强研制环节监管。全面实施药物非临床研究质量管理规范、药物临床试验质量管理规范、医疗器械临床试验质量管理规范。依托现有资源，建立临床试验数据管理平台，加强临床试验监督检查，严厉打击临床数据造假行为，确保临床试验数据真实可靠。

加强生产环节监管。全面实施药品生产质量管理规范、中药材生产质量管理规范和中药饮片炮制规范、医疗器械生产质量管理规范。对药用原辅料和药包材生产企业开展延伸监管。对疫苗、血液制品等生物制品以及血源筛查诊断试剂全面实施批签发管理。加强无菌和植入性医疗器械生产监管。完善企业生产工艺变更报告制度，对生产工艺重大变更依法实行审评审批。严肃查处药品生产偷工减料、掺杂使假、擅自改变工艺生产劣药等违法违规行为。

加强流通环节监管。全面实施药品经营质量管理规范、医疗器械经营质量管理规范，加强冷链运输贮存质量监管。实行生产经营企业购销业务人员网上备案与核查制度。按照"十三五"深化医改要求，推行药品采购"两票制"，鼓励药品生产企业与医疗机构直接结算货款。

加强使用环节监管。严格落实医疗机构药品监督管理办法、医疗器械使用质量监督管理办法，严把购进、验收、贮存、养护、调配及使用各环节质量关，及时报告药品不良反应和医疗器械不良事件。严格落实凭处方销售处方药的规定，加强麻醉药品、精神药品处方管理。加强植入性等高风险医疗器械使用管理。

建立实施全生命周期管理制度。建立药品档案。全面落实药物医疗器械警戒和上市后研究的企业主体责任，生产企业对上市产品开展风险因素分析和风险效益评价，及时形成产品质量分析报告并于每年1月底前报送食品药品监管总局。加强上市后再评价，根据评价结果，对需要提示患者和医生安全性信息的，及时组织修改标签说明书。淘汰长期不生产、临床价值小、有更好替代品种的产品，以及疗效不确切、安全风险大、获益不再大于风险的品种。

2. 全面强化现场检查和监督抽验。按照"双随机、一公开"原则，加强事中事后监管。重点围绕行为规范、工艺合规、数据可靠等方面，对企业开展质量管理全项目检查，严厉打击弄虚作假等各类违法行为，督促企业严格执行相关质量管理规范。加大注册检查、飞行检查和境外检查频次，提高检查能力。加大对无菌、植入性医疗器械和体外诊断试剂的检查力度。加强化妆品原料使用合规性检查。合理划分国家和地方抽验品种和项目，加大对高风险品种的抽验力度，扩大抽验覆盖面。

3. 加大执法办案和信息公开力度。加强国家级稽查执法队伍能力建设，组织协调大案要案查处，强化办案指导和监督，探索检查稽查合一工作机制，初步建成全国统一、权威高效的稽查执法体系。加强各级公安机关打击药品犯罪的专业力量建设，强化办案保障。深化行政执法与刑事司法衔接，推动出台药品违法行为处罚到人的法律措施，加大对违法犯罪行为的打击力度。加快投诉举报体系建设，畅通投诉举报渠道，鼓励社会监督。按规定全面公开行政许可、日常监管、抽样检验、检查稽查、执法处罚信息。

专栏3 安全监管行动计划

（一）加强药品检查。

国家级每年检查300~400个境内药品生产企业，每年全覆盖检查血液制品和疫苗生产企业。每年对40~60个进口药品品种开展境外生产现场检查。

（二）加强医疗器械检查。

国家级每年对所有第三类医疗器械生产企业和第二类无菌医疗器械生产企业进行一次全项目检查。2018 年起，每两年对其余第二类医疗器械生产企业和所有第一类医疗器械生产企业进行一次全项目检查。每年对30~40 家境外医疗器械生产企业质量管理体系情况开展检查，"十三五"期间实现对进口高风险医疗器械产品全覆盖检查。每年全覆盖检查对储运有特殊要求的经营企业，"十三五"期间实现对经营无菌、植入性医疗器械及体外诊断试剂的企业全覆盖检查。每年全覆盖检查三级甲等医疗机构医疗器械使用情况，"十三五"期间实现对其他使用单位全覆盖检查。

（三）加强化妆品检查。

国家级每年检查 20 个化妆品生产企业，省级每年检查 30 个化妆品生产经营企业。

（四）加强监督抽验。

国家级每年对 120~140 个高风险药品开展监督抽验，省级对本行政区域内生产企业生产的基本药物实行全覆盖抽验。

国家级每年对 40~60 种医疗器械产品开展监督抽验。

每年开展 15000 批次化妆品监督抽验和 1000 批次化妆品风险监测。

4.加强应急处置和科普宣传。建立健全应急管理体系，加强应急预案管理，开展应急演练和技能培训，推动企业完善突发事件应对处置预案方案。强化舆情监测研判，妥善处置突发事件。加强舆论引导，按规定发布药品安全信息，及时回应社会关切。支持新闻媒体开展舆论监督，客观公正报道药品安全问题。建立国家、省、市、县四级科普宣传工作体系，构建立体化新闻宣传平台，加大科普宣传力度，提升全民安全用药科学素养。

专栏 4　应急处置和科普宣传能力提升项目

（一）应急处置能力建设。

合理保障应急队伍履职需要，加强应急信息平台、突发事件信息直报网络、应急检验检测能力建设。

（二）立体化科普宣传计划。

实施药品安全科普宣传项目，依托现有资源加强科普示范基地、宣传站和科普知识库建设，充实宣传力量，推广"两微一端"新媒体平台，深入开展"全国安全用药月"活动。

（五）全面加强能力建设。

1.强化技术审评能力建设。加强审评科学基础建设，完善审评质量管理制度，建立药品电子化申报和审评过程管理制度。探索政府购买服务机制，改革绩效工资分配管理。

2.强化检查体系建设。提升检查能力，规范开展药品、医疗器械、化妆品检查。

3.强化检验检测体系建设。

加强国家、省、市三级药品检验检测体系能力建设，加强国家、省两级医疗器械检验检测机构和市级分中心能力建设。国家级检验机构具备较强的科学研究、技术创新、仲裁检验、复检等能力；省级检验机构能够完成相应的法定检验、监督检验、执法检验、应急检验等任务，具备一定的科研能力，能够开展基础性、关键性检验检测技术以及快速和补充检验检测方法研究；市级检验机构能够完成常规性监督执法检验任务；县级检验机构具备快速检验能力。加强检验检测信息化建设。鼓励大专院校、企业检验机构承担政府检验任务。

加强重点实验室和口岸检验机构建设。重点实验室在相关领域具备国内一流检验水平和技术攻关能力，口岸药品检验机构具备依据法定标准进行全项检验的能力和监测进口药品质量风险的能力。

加强疫苗等生物制品批签发体系和检验检测能力建设。国家级具备生物制品标准制定和标准物质制备能力，能够依据法定标准进行生物制品全项检测；省级能够依据法定标准对本行政区域内企业生产的生物制品进行全项检测。加强国家微生物标准物质库建设和疫苗检验检测技术研发。

4.强化监测评价体系建设。完善药品不良反应和医疗器械不良事件监测机制、药物滥用监测机制，建立监测哨点并开展重点产品监测预警。创新监测评价手段，扩大监测覆盖面。督促企业落实监测主体责任。

专栏5　技术支撑能力建设项目

（一）国家级审评中心建设。

探索创,新药品医疗器械审评机构体制机制和法人治理模式。改革事业单位用人机制，建立合理的激励约束机制，与科研院所、医院联合培养审评人员。健全完善药品医疗器械审评审批数据库。

（二）检查能力建设。

合理保障检查工作需要，确保具备完成药品医疗器械日常检查、注册检查、飞行检查、境外检查任务的能力。

保障各级审评、检查、监测评价等技术支撑业务用房。

（三）检验检测能力建设。

1. 检验检测能力达标工程。

编制药品医疗器械检验检测能力建设标准，根据标准建设各级药品医疗器械检验检测机构。依托中国食品药品检定研究院建设国家级药品医疗器械检验检测机构。改造升级省级和口岸药品检验机构、省级医疗器械检验机构。依托现有资源，建设一批药品、医疗器械和化妆品监管重点实验室。

2. 疫苗批签发体系建设工程。

完善以中国食品药品检定研究院为核心、省级疫苗批签发机构参与的国家疫苗批签发体系。依托现有资源，建立符合国际标准的细胞资源库、干细胞资源库、菌（毒）种库，建立完善生物制品标准物质研究和供应平台、质量评价标准和技术平台。

（四）不良反应和不良事件监测能力建设。

依托现有资源，建设国家药品不良反应监测系统（二期）和国家化妆品不良反应监测系统。利用医疗机构电子数据，建立药品医疗器械安全性主动监测与评价系统。在综合医院设立300个药品不良反应和医疗器械不良事件监测哨点。在精神疾病专科医院及综合医院设立 100 个药物滥用监测哨点。药品不良反应县（市、区）报告比例达到 90% 以上。对 100 个医疗器械产品开展重点监测。医疗器械不良事件县（市、区）报告比例达到 80% 以上。化妆品不良反应报告数达到 50 份 / 百万人。

5. 形成智慧监管能力。加强顶层设计和统筹规划，围绕药品医疗器械化妆品行政审批、监管检查、稽查执法、应急管理、检验监测、风险分析、信用管理、公共服务等重点业务，实施安全监管信息化工程，推进安全监管大数据资源共享和应用，提高监管效能。

专栏 6　安全监管信息化工程

继续推进监管信息化建设，依托国家统一电子政务网络和现有资源，建设国家、省两级药品安全监管大数据中心，以及药品安全监管信息平台，完善药品监管信息化标准体系、药品监管信息资源管理体系、政务服务信息化体系、网络安全体系、信息化绩效评价体系，建设互联协同、满足监管需求的行政审批、监管检查、稽查执法、应急管理、检验监测、风险分析、信用管理、公共服务等应用系统。

6. 提升基层监管保障能力。推进各级监管业务用房、执法车辆、执法装备配备标准化建设，满足现场检查、监督执法、现场取样、快速检测、应急处置需要。

专栏 7　基层监管能力标准化建设项目

加强市、县级监管机构及乡镇（街道）派出机构执法基本装备、取证装备、快速检验装备配备和基础设施建设。

7. 加强科技支撑。研究攻关适宜技术，为监管和产业发展服务。开展药品安全基础、质量控制、安全评价与预警、检验检测新技术、标准和质量提高研究，强化提升药品纯度等方面的技术支撑。依托现有资源设立一批药品安全研究基地，培养药品安全科技人才。

专栏 8　药品医疗器械安全科技支撑任务

（一）药品检验检测关键技术研究。

开展药品快速检验新技术及装备、应急检验方法、补充检验方法等研究。加强药品研发生产及质量控制关键技术研究。

（二）药品安全性、有效性评价技术研究。

开展化学药品、新型生物制品、毒性中药材、疫苗、新型药物和特殊药物剂型等的安全性、有效性评价技术研究，加强药包材和药用辅料安全性评价研究。

（三）检验检测研究平台、数据库等建设。

建立中药注射剂、中药材检验检测数据库以及多糖类药物和多组分生化药质量控制技术平台，开展药品安全大数据分析研究。

（四）医疗器械检验检测关键技术研究。

开展各类数字诊疗装备、个体化诊疗产品、生物医用材料的质量评价、检测技术及检测规范研究，加强常用医疗器械快速检验系统、高风险医疗器械检验检测平台研究。开展在用医疗器械现场检验方法、检测平台及装备研究。

（五）医疗器械安全性评价体系研究。

加强医疗器械安全性评价技术及标准体系研究，系统开展植入性等高风险医疗器械安全性研究，开展医用机器人、医用增材制造等创新医疗器械标准体系研究。

8.加快建立职业化检查员队伍。依托现有资源建立职业化检查员制度，明确检查员的岗位职责、条件要求、培训管理、绩效考核等要求。加强检查员专业培训和教材建设。在人事管理、绩效工资分配等方面采取多种激励措施，鼓励人才向监管一线流动。

专栏 9　专业素质提升项目

（一）职业化检查员队伍建设。

加强培训考核，使职业化检查员符合相应的工作要求。

（二）人才培养。

推进网络教育培训平台建设。在省级教育培训机构建立专业教学基地。

监管人员专业化培训时间人均不低于 40 学时 / 年。新入职人员规范化培训时间不低于 90 学时。对地方各级政府分管负责人进行分级培训。对各级监管机构相关负责人进行国家级调训。

本科以上学历人员达到药品安全监管队伍总人数的 70%，高层次专业人才占技术队伍的比例超过 15%。药品安全一线监管人员中，药品相关专业背景的人员占比每年提高 2%。

（三）执业药师队伍建设。

健全执业药师制度体系。建立执业药师管理信息系统。实施执业药师能力与学历提升工程，强化继续教育和实训培养。

四、保障措施

（一）加强政策保障。

坚持部门协同，全链条发动，将保障药品安全与进一步改革完善药品生产流通使用政策更好统筹起来，通过深化改革，破除影响药品质量安全的体制机制问题。结合深入推进药品医疗器械审评审批制度改革，制定细化药品价格、招标采购、医保支付、科技支撑等方面的配套政策，建立健全激励机制，督促企业主动提高产品质量。完善短缺药品供应保障和预警机制，保证临床必需、用量不确定的低价药、抢救用药和罕见病用药的市场供应。建立药品价格信息可追溯机制，建立统一的跨部门价格信息平台，做好与药品集中采购平台（公共资源交易平台）、医保支付审核平台的互联互通。鼓励药品生产流通企业兼并重组、做大做强。将企业和从业人员信用记录纳入全国信用信息共享平台，对失信行为开展联合惩戒。探索建立药品医疗器械产品责任保险及损害赔偿补偿机制。

（二）合理保障经费。

按照《国务院关于推进中央与地方财政事权和支出责任划分改革的指导意见》（国发〔2016〕49号）要求，合理确定中央和地方各级政府在药品监管经费上的保障责任。继续安排中央基建投资对药品安全监管基础设施和装备给予积极支持，资金投入向基层、集中连片特困地区、国家扶贫开发工作重点县以及对口支援地区等适当倾斜。推进药品医疗器械注册审评项目政府购买服务改革试点。有关计划（项目、工作）中涉及技术研发相关内容，确需中央财政支持的，通过国家科技计划（专项、基金等）统筹考虑予以支持。

（三）深化国际合作。

推进政府间监管交流，加强多边合作，积极加入相关国际组织。开展国际项目合作，搭建民间国际交流平台。加大培训和国外智力引进力度。积极参与国际标准和规则制定，推动我国监管理念、方法、标准与国际先进水平相协调。

（四）加强组织领导。

地方各级政府要根据本规划确定的发展目标和主要任务，将药品安全工作纳入重要议事日程和本地区经济社会发展规划。实行综合执法的地方要充实基层监管力量，将食品药品安全监管作为首要职责。各有关部门要按照职责分工，细化目标，分解任务，制订具体实施方案。食品药品监管总局牵头对本规划执行情况进行中期评估和终期考核，确保各项任务落实到位。

国务院办公厅关于进一步改革完善药品生产流通使用政策的若干意见

国办发〔2017〕13号

各省、自治区、直辖市人民政府，国务院各部委、各直属机构：

为深化医药卫生体制改革，提高药品质量疗效，规范药品流通和使用行为，更好地满足人民群众看病就医需求，推进健康中国建设，经国务院同意，现就进一步改革完善药品生产流通使用有关政策提出如下意见：

一、提高药品质量疗效，促进医药产业结构调整

（一）严格药品上市审评审批。新药审评突出临床价值。仿制药审评严格按照与原研药质量和疗效一致的原则进行。充实审评力量，加强对企业研发的指导，建立有效的与申请者事前沟通交流机制，加快解决药品注册申请积压问题。优化药品审评审批程序，对临床急需的新药和短缺药品加快审评审批。借鉴国际先进经验，探索按罕见病、儿童、老年人、急（抢）救用药及中医药（经典方）等分类审评审批，保障儿童、老年人等人群和重大疾病防治用药需求。对防治重大疾病所需专利药品，必要时可依法实施强制许可。加强临床试验数据核查，严惩数据造假行为。全面公开药品审评审批信息，强化社会监督。

（二）加快推进已上市仿制药质量和疗效一致性评价。鼓励药品生产企业按相关指导原则主动选购参比制剂，合理选用评价方法，开展研究和评价。对需进口的参比制剂，加快进口审批，提高通关效率。对生物等效性试验实行备案制管理，允许具备条件的医疗机构、高等院校、科研机构和其他社会办检验检测机构等依法开展一致性评价生物等效性试验，实施办法另行制定。食品药品监管等部门要加强对企业的指导，推动一致性评价工作任务按期完成。对通过一致性评价的药品，及时向社会公布相关信息，并将其纳入与原研药可相互替代药品目录。同品种药品通过一致性评价的生产企业达到3家以上的，在药品集中采购等方面不再选用未通过一致性评价的品种；未超过3家的，优先采购和使用已通过一致性评价的品种。加快按通用名制

订医保药品支付标准，尽快形成有利于通过一致性评价仿制药使用的激励机制。

（三）有序推进药品上市许可持有人制度试点。优先对批准上市的新药和通过一致性评价的药品试行上市许可持有人制度，鼓励新药研发，促进新产品、新技术和已有产能对接。及时总结试点经验，完善相关政策措施，力争早日在全国推开。

（四）加强药品生产质量安全监管。督促企业严格执行药品生产质量管理规范（GMP），如实记录生产过程各项信息，确保数据真实、完整、准确、可追溯。加强对企业药品生产质量管理规范执行情况的监督检查，检查结果向社会公布，并及时采取措施控制风险。企业对药品原辅料变更、生产工艺调整等，应进行充分验证。严厉打击制售假劣药品的违法犯罪行为。

（五）加大医药产业结构调整力度。加强技术创新，实施重大新药创制科技重大专项等国家科技计划（专项、基金等），支持符合条件的企业和科研院所研发新药及关键技术，提升药物创新能力和质量疗效。推动落后企业退出，着力化解药品生产企业数量多、规模小、水平低等问题。支持药品生产企业兼并重组，简化集团内跨地区转移产品上市许可的审批手续，培育一批具有国际竞争力的大型企业集团，提高医药产业集中度。引导具有品牌、技术、特色资源和管理优势的中小型企业以产业联盟等多种方式做优做强。提高集约化生产水平，促进形成一批临床价值和质量水平高的品牌药。

（六）保障药品有效供应。卫生计生、工业和信息化、商务、食品药品监管等部门要密切协作，健全短缺药品、低价药品监测预警和分级应对机制，建立完善短缺药品信息采集、报送、分析、会商制度，动态掌握重点企业生产情况，统筹采取定点生产、药品储备、应急生产、协商调剂等措施确保药品市场供应。采取注册承诺、药价谈判、集中采购、医保支付等综合措施，推动实现专利药品和已过专利期药品在我国上市销售价格不高于原产国或我国周边可比价格，并实施动态管理。加强对麻醉药品和精神药品的管理。支持质量可靠、疗效确切的医疗机构中药制剂规范使用。

二、整顿药品流通秩序，推进药品流通体制改革

（七）推动药品流通企业转型升级。打破医药产品市场分割、地方保

护，推动药品流通企业跨地区、跨所有制兼并重组，培育大型现代药品流通骨干企业。整合药品仓储和运输资源，实现多仓协同，支持药品流通企业跨区域配送，加快形成以大型骨干企业为主体、中小型企业为补充的城乡药品流通网络。鼓励中小型药品流通企业专业化经营，推动部分企业向分销配送模式转型。鼓励药品流通企业批发零售一体化经营。推进零售药店分级分类管理，提高零售连锁率。鼓励药品流通企业参与国际药品采购和营销网络建设。

（八）推行药品购销"两票制"。综合医改试点省（区、市）和公立医院改革试点城市要率先推行"两票制"，鼓励其他地区实行"两票制"，争取到2018年在全国推开。药品流通企业、医疗机构购销药品要建立信息完备的购销记录，做到票据、账目、货物、货款相一致，随货同行单与药品同行。企业销售药品应按规定开具发票和销售凭证。积极推行药品购销票据管理规范化、电子化。

（九）完善药品采购机制。落实药品分类采购政策，按照公开透明、公平竞争的原则，科学设置评审因素，进一步提高医疗机构在药品集中采购中的参与度。鼓励跨区域和专科医院联合采购。在全面推行医保支付方式改革或已制定医保药品支付标准的地区，允许公立医院在省级药品集中采购平台（省级公共资源交易平台）上联合带量、带预算采购。完善国家药品价格谈判机制，逐步扩大谈判品种范围，做好与医保等政策衔接。加强国家药品供应保障综合管理信息平台和省级药品集中采购平台规范化建设，完善药品采购数据共享机制。

（十）加强药品购销合同管理。卫生计生、商务等部门要制定购销合同范本，督促购销双方依法签订合同并严格履行。药品生产、流通企业要履行社会责任，保证药品及时生产、配送，医疗机构等采购方要及时结算货款。对违反合同约定，配送不及时影响临床用药或拒绝提供偏远地区配送服务的企业，省级药品采购机构应督促其限期整改；逾期不改正的，取消中标资格，记入药品采购不良记录并向社会公布，公立医院2年内不得采购其药品。对违反合同约定，无正当理由不按期回款或变相延长货款支付周期的医疗机构，卫生计生部门要及时纠正并予以通报批评，记入企事业单位信用记录。

将药品按期回款情况作为公立医院年度考核和院长年终考评的重要内容。

（十一）整治药品流通领域突出问题。食品药品监管、卫生计生、人力资源社会保障、价格、税务、工商管理、公安等部门要定期联合开展专项检查，严厉打击租借证照、虚假交易、伪造记录、非法渠道购销药品、商业贿赂、价格欺诈、价格垄断以及伪造、虚开发票等违法违规行为，依法严肃惩处违法违规企业和医疗机构，严肃追究相关负责人的责任；涉嫌犯罪的，及时移送司法机关处理。健全有关法律法规，对查实的违法违规行为，记入药品采购不良记录、企事业单位信用记录和个人信用记录并按规定公开，公立医院 2 年内不得购入相关企业药品；对累犯或情节较重的，依法进一步加大处罚力度，提高违法违规成本。实施办法另行制定。食品药品监管部门要加强对医药代表的管理，建立医药代表登记备案制度，备案信息及时公开。医药代表只能从事学术推广、技术咨询等活动，不得承担药品销售任务，其失信行为记入个人信用记录。

（十二）强化价格信息监测。健全药品价格监测体系，促进药品市场价格信息透明。食品药品监管部门牵头启动建立药品出厂价格信息可追溯机制，建立统一的跨部门价格信息平台，做好与药品集中采购平台（公共资源交易平台）、医保支付审核平台的互联互通，加强与有关税务数据的共享。对虚报原材料价格和药品出厂价格的药品生产企业，价格、食品药品监管、税务等部门要依法严肃查处，清缴应收税款，追究相关责任人的责任。强化竞争不充分药品的出厂（口岸）价格、实际购销价格监测，对价格变动异常或与同品种价格差异过大的药品，要及时研究分析，必要时开展成本价格专项调查。

（十三）推进"互联网＋药品流通"。以满足群众安全便捷用药需求为中心，积极发挥"互联网＋药品流通"在减少交易成本、提高流通效率、促进信息公开、打破垄断等方面的优势和作用。引导"互联网＋药品流通"规范发展，支持药品流通企业与互联网企业加强合作，推进线上线下融合发展，培育新兴业态。规范零售药店互联网零售服务，推广"网订店取""网订店送"等新型配送方式。鼓励有条件的地区依托现有信息系统，开展药师网上处方审核、合理用药指导等药事服务。食品药品监管、商务等部门要建立完善互联网药品交易管理制度，加强日常监管。

三、规范医疗和用药行为，改革调整利益驱动机制

（十四）促进合理用药。优化调整基本药物目录。公立医院要全面配备、优先使用基本药物。国家卫生计生委要组织开展临床用药综合评价工作，探索将评价结果作为药品集中采购、制定临床用药指南的重要参考。扩大临床路径覆盖面，2020年底前实现二级以上医院全面开展临床路径管理。医疗机构要将药品采购使用情况作为院务公开的重要内容，每季度公开药品价格、用量、药占比等信息；落实处方点评、中医药辨证施治等规定，重点监控抗生素、辅助性药品、营养性药品的使用，对不合理用药的处方医生进行公示，并建立约谈制度。严格对临时采购药品行为的管理。卫生计生部门要对医疗机构药物合理使用情况进行考核排名，考核结果与院长评聘、绩效工资核定等挂钩，具体细则另行制定。

（十五）进一步破除以药补医机制。坚持医疗、医保、医药联动，统筹推进取消药品加成、调整医疗服务价格、鼓励到零售药店购药等改革，落实政府投入责任，加快建立公立医院补偿新机制。推进医药分开。医疗机构应按药品通用名开具处方，并主动向患者提供处方。门诊患者可以自主选择在医疗机构或零售药店购药，医疗机构不得限制门诊患者凭处方到零售药店购药。具备条件的可探索将门诊药房从医疗机构剥离。探索医疗机构处方信息、医保结算信息与药品零售消费信息互联互通、实时共享。各级卫生计生等部门要结合实际，合理确定和量化区域医药费用增长幅度，并落实到医疗机构，严格控制医药费用不合理增长。定期对各地医药费用控制情况进行排名，并向社会公布，主动接受监督。将医药费用控制情况与公立医院财政补助、评先评优、绩效工资核定、院长评聘等挂钩，对达不到控费目标的医院，暂停其等级评审准入、新增床位审批和大型设备配备等资格，视情况核减或取消资金补助、项目安排，并追究医院院长相应的管理责任。

（十六）强化医保规范行为和控制费用的作用。充分发挥各类医疗保险对医疗服务行为、医药费用的控制和监督制约作用，逐步将医保对医疗机构的监管延伸到对医务人员医疗服务行为的监管。探索建立医保定点医疗机构信用等级管理和黑名单管理制度。及时修订医保药品目录。加强医保基金预算

管理，大力推进医保支付方式改革，全面推行以按病种付费为主，按人头付费、按床日付费等多种付费方式相结合的复合型付费方式，合理确定医保支付标准，将药品耗材、检查化验等由医疗机构收入变为成本，促使医疗机构主动规范医疗行为、降低运行成本。

（十七）积极发挥药师作用。落实药师权利和责任，充分发挥药师在合理用药方面的作用。各地在推进医疗服务价格改革时，对药师开展的处方审核与调剂、临床用药指导、规范用药等工作，要结合实际统筹考虑，探索合理补偿途径，并做好与医保等政策的衔接。加强零售药店药师培训，提升药事服务能力和水平。加快药师法立法进程。探索药师多点执业。合理规划配置药学人才资源，强化数字身份管理，加强药师队伍建设。

药品生产流通使用改革涉及利益主体多，事关人民群众用药安全，事关医药产业健康发展，事关社会和谐稳定。各地、各部门要充分认识改革的重要性、紧迫性和艰巨性，投入更多精力抓好改革落实。要加强组织领导，结合实际细化工作方案和配套细则，完善抓落实的机制和办法，把责任压实、要求提实、考核抓实，增强改革定力，积极稳妥推进，确保改革措施落地生效。要及时评估总结工作进展，研究解决新情况、新问题，不断健全药品供应保障制度体系。要加强政策解读和舆论引导，及时回应社会关切，积极营造良好的舆论氛围。

国务院办公厅

2017 年 1 月 24 日

近日，经国务院同意，人力资源和社会保障部印发《关于公布国家职业资格目录的通知》（人社部发〔2017〕68号），向社会公布了国家职业资格目录。执业药师被列入该目录准入类专业技术人员职业资格。国务院高度重视建立国家职业资格目录工作。李克强总理多次强调，国家职业资格要实行目录清单管理，要求抓紧公布实施国家职业资格目录，目录之外一律不得许可和认定职业资格，目录之内除准入类职业资格外一律不得与就业创业挂钩。2013年以来，国务院经过"七连清"共取消了434项职业资格许可认定事项，同时取消了地方设置的各类职业资格。本次建立并公布的国家职业资格目录共计140项，其中，专业技术人员职业资格59项，含准入类36项，水平评价类23项；技能人员职业资格81项，含准入类5项，水平评价类76项。这些职业资格基本涵盖了经济、教育、卫生、司法、环保、建设、交通等重要行业领域。

人力资源和社会保障部关于公布国家
职业资格目录的通知

人社部发〔2017〕68号

各省、自治区、直辖市人民政府，国务院各部委、各直属机构：

根据国务院推进简政放权、放管结合、优化服务改革部署，为进一步加强职业资格设置实施的监管和服务，人力资源社会保障部研究制定了《国家职业资格目录》，经国务院同意，现予以公布。

建立国家职业资格目录是转变政府职能、深化行政审批制度和人才发展体制机制改革的重要内容，是推动大众创业、万众创新的重要举措。建立公开、科学、规范的职业资格目录，有利于明确政府管理的职业资格范围，解决职业资格过多过滥问题，降低就业创业门槛；有利于进一步清理违规考试、鉴定、培训、发证等活动，减轻人才负担，对于提高职业资格设置管理的科学化、规范化水平，持续激发市场主体创造活力，推进供给侧结构性改革具有重要意义。

国家按照规定的条件和程序将职业资格纳入国家职业资格目录，实行清单式管理，目录之外一律不得许可和认定职业资格，目录之内除准入类职业资格外一律不得与就业创业挂钩；目录接受社会监督，保持相对稳定，实行动态调整。设置准入类职业资格，其所涉职业（工种）必须关系公共利益或涉及国家安全、公共安全、人身健康、生命财产安全，且必须有法律法规或国务院决定作为依据；设置水平评价类职业资格，其所涉职业（工种）应具有较强的专业性和社会通用性，技术技能要求较高，行业管理和人才队伍建设确实需要。今后职业资格设置、取消及纳入、退出目录，须由人力资源社会保障部会同国务院有关部门组织专家进行评估论证、新设职业资格应当遵守《国务院关于严格控制新设行政许可的通知》（国发〔2013〕39号）规定并广泛听取社会意见后，按程序报经国务院批准。人力资源社会保障部门要加强监督管理，各地区、各部门未经批准不得在目录之外自行设置国家职业资格，严禁在目录之外开展职业资格许可和认定工作，坚决防止已取消的职业资格"死灰复燃",对违法违规设置实施的职业资格事项,发现一起、严肃查处一起。行业协会、学会等社会组织和企事业单位依据市场需要自行开展能力水平评价活动,不得变相开展资格资质许可和认定,证书不得使用"中华人民共和国""中国""中华""国家""全国""职业资格"或"人员资格"等字样和国徽标志。对资格资质持有人因不具备应有职业水平导致重大过失的,负责许可认定的单位也要承担相应责任。

推行国家职业资格目录管理是一项既重要又复杂的系统性工作,各地区、各部门务必高度重视,周密部署,精心组织,搞好衔接,确保职业资格目录顺利实施,相关工作平稳过渡。要不断巩固和拓展职业资格改革成效,为各类人才和用人单位提供优质服务,为促进经济社会持续健康发展作出更大贡献。

附件:国家职业资格目录(共计 140 项)(略)

专业技术人员职业资格 技能人员职业资格(略)

人力资源和社会保障部

2017 年 9 月 12 日

关于 2017 年调整国家执业药师资格考试大纲部分内容的通告

（2017 年第 1 号）

为做好 2017 年国家执业药师资格考试工作，受国家食品药品监督管理总局委托，国家食品药品监督管理总局执业药师资格认证中心根据《国家执业药师资格考试大纲（第七版）》（以下简称《大纲》）相关规定，确定 2017 年执业药师资格考试药事管理与法规科目大纲部分内容调整事宜。经国家食品药品监督管理总局审核同意，现通告如下：

一、《大纲》中药事管理与法规科目细目和要点的考试内容，涉及下述新政策法规的，按照新政策规定掌握

（一）全国人民代表大会常务委员会审议通过的法律

《中华人民共和国中医药法》（2016 年 12 月 25 日第十二届全国人民代表大会常务委员会第二十五次会议通过）。

（二）国务院发布的行政法规及相关规定

1.《国务院关于修改〈疫苗流通和预防接种管理条例〉的决定》（国务院令第 668 号）；

2.《国务院关于印发"十三五"深化医药卫生体制改革规划的通知》（国发〔2016〕78 号）；

3.《"十三五"国家药品安全规划》（国发〔2017〕12 号）；

4.《国务院办公厅关于进一步改革完善药品生产流通使用政策的若干意见》（国办发〔2017〕13 号）。

（三）食品药品监管总局、国家卫生计生委、人力资源社会保障部等发布的部门规章及相关规定

1.《关于修改〈药品经营质量管理规范〉的决定》（国家食品药品监督管理总局令第 28 号）；

2.《关于修改与＜药品经营质量管理规范＞相关的冷藏、冷冻药品的储存与运输管理等 5 个附录文件的公告》（国家食品药品监督管理总局 2016 年

第 197 号）;

3.《人力资源社会保障部关于印发国家基本医疗保险、工伤保险和生育保险药品目录（2017 年版）的通知》（人社部发〔2017〕15 号）。

二、《大纲》调整的具体内容

《中华人民共和国中医药法》《国务院关于修改＜疫苗流通和预防接种管理条例＞的决定》《关于进一步改革完善药品生产流通使用政策的若干意见》等法律法规的部分考核内容，在原《大纲》中未做要求，需要进行相应调整。

调整内容为：

（一）在第一大单元第三小单元中，增加第四细目"国家改革完善药品生产流通使用政策"及要点"《关于进一步改革完善药品生产流通使用政策的若干意见》的主要内容"。

（二）在第二大单元第二小单元第三细目中，将第三要点"药品电子监管的作用和基本要求"变更为…"药品追溯体系的规定"。

（三）在第四大单元第一小单元中，将第二细目"药品注册管理"变更为"药品注册管理与审评审批制度改革"，增加要点"药品医疗器械审评审批改革内容"。

（四）在第六大单元第一小单元中，增加细目"中医药立法"及要点"符合中医药特点的管理制度和发展方针"《中医药法》对中药保护、发展和中医药传承的规定"；将第六大单元第四小单元"中成药管理"变更为"中成药与医疗机构中药制剂管理"，增加要点"中药制剂配制和使用要求""医疗机构中药制剂委托生产要求"。

（五）在第七大单元第六小单元第一细目中，将"疫苗经营资质管理""疫苗供应与销售范围和限制""疫苗购销证明文件""疫苗冷链管理要求"等四个要点，变更为"疫苗流通方式改革和采购、供应、配送要求"和"疫苗全程追溯制度和全程冷链储运管理制度"两个要点。

（六）在第十大单元中，增加第五小单元"违反中医药法相关规定的法律责任"，增加"违反举办中医诊所、炮制中药饮片、委托配制中药制剂备案管理规定的法律责任"和"中药材种植过程中使用剧毒、高毒农药的法律责任"两个细目，增加"应当备案而未备案，或者备案时提供虚假材料的法律责任""应用传统工艺配制中药制剂未依照规定备案或未按照备案材料载明的要求配制中药制剂的处罚"和"违法使用剧毒、高毒农药的法律责任"等三个要点（见附件）。

特此通告。

附件：2017 年国家执业药师资格考试大纲药事管理与法规科目调整内容

国家食品药品监督管理总局执业药师资格认证中心

2017 年 3 月 28 日

（公开属性：主动公开）

附件

2017 年国家执业药师资格考试大纲药事管理与法规科目调整内容

大单元	小单元	细目	要点
一、执业药师与药品安全	（三）药品与药品安全管理	4.国家改革完善药品生产流通使用政策	《关于进一步改革完善药品生产流通使用政策的若干意见》的主要内容
二、医药卫生体制改革与国家基本药物制度	（二）国家基本药物制度	3.基本药物质量监督管理	（3）药品追溯体系的规定
四、药品研制与生产管理	（一）药品研制与注册管理	2.药品注册管理与审评审批制度改革	（1）药品医疗器械审评审批改革内容
六、中药管理	（一）中药与中药创新发展	2.中医药立法	（1）符合中医药特点的管理制度和发展方针 （2）《中医药法》对中药保护、发展和中医药传承的规定
	（四）中成药与医疗机构中药制剂管理	2.医疗机构中药制剂管理	（1）中药制剂配制和使用要求 （2）医疗机构中药制剂委托生产要求
七、特殊管理的药品管理	（六）疫苗的管理	1.疫苗的流通管理	（2）疫苗流通方式改革和采购、供应、配送要求 （3）疫苗全程追溯制度和全程冷链储运管理制度
十、药品安全法律责任	（五）违反中医药法相关规定的法律责任	1.违反举办中医诊所、炮制中药饮片、委托配制中药制剂备案管理规定的法律责任	（1）应当备案而未备案，或者备案时提供虚假材料的法律责任 （2）应用传统工艺配制中药制剂未依照规定备案或未按照备案材料载明的要求配制中药制剂的处罚
		2.中药材种植过程中使用剧毒、高毒农药的法律责任	违法使用剧毒、高毒农药的法律责任

总局办公厅关于开展城乡接合部和农村地区药店诊所药品质量安全集中整治的通知

食药监办药化监〔2017〕90号

各省、自治区、直辖市食品药品监督管理局，新疆生产建设兵团食品药品监督管理局：

为落实党中央、国务院对食品药品监管"四个最严"的工作要求，进一步加强城乡接合部和农村地区药品质量监管，规范药品市场秩序，食品药品监管总局决定对城乡接合部和农村地区药店、诊所开展药品质量安全集中整治。现将有关事宜通知如下：

一、整治目标

通过对城乡接合部和农村地区药店、诊所开展集中整治，着力规范零售药店和诊所药品购进渠道、储存条件及药学服务，查处药品销售使用环节违法违规行为，进一步保障公众用药安全有效。

二、整治内容

此次整治的重点范围是城乡接合部和农村地区药店、诊所。各省级食品药品监管部门（以下简称省局）也可结合行政区域实际，扩大整治范围，将日常管理水平低、购销渠道不规范的药店和诊所纳入整治。整治重点包括：

（一）零售药店整治重点

1. 违法回收或参与回收药品，销售回收药品；从非法渠道购进药品并销售；非法购进医疗机构制剂并销售。

2. 购进、销售假劣药品，或将非药品冒充药品进行宣传、销售。

3. 以中药材及初加工产品冒充中药饮片销售，非法加工中药饮片。

4. 存在出租、出借柜台等为他人非法经营提供便利的行为。

5. 销售麻醉药品、第一类精神药品、疫苗等国家明令禁止零售的品种；非定点药店销售第二类精神药品；违反规定销售含特殊药品复方制剂，导致流入非法渠道；销售米非司酮（含紧急避孕类米非司酮制剂）等具有终止妊娠作用的药品。

6. 超范围经营药品。

7. 购进药品未索取发票（含应税劳务清单）及随货同行单，或虽索取发票等票据，但相关信息（单位、品名、规格、批号、金额、付款流向等）与实际不符。

8. 未严格按照药品的贮藏要求储存、陈列药品。

9. 违反处方药与非处方药分类管理规定销售药品。

10. 执业药师挂证、不在岗履职。

（二）诊所整治重点

1. 从非法渠道购进药品并使用。

2. 未经批准擅自配制制剂或使用其他医疗机构配制制剂。

3. 未严格按照药品的贮藏要求储存药品。

三、工作步骤

（一）组织自查（2017 年 6 月下旬—7 月下旬）

各省局根据行政区域实际，部署城乡接合部和农村地区药店、诊所对 2016 年 1 月 1 日以来的药品购进、销售和使用行为进行自查。各相关药店、诊所应对存在的问题制定整改措施，形成自查整改报告，于 2017 年 7 月 30 日前报送所在地市级食品药品监管部门。药店、诊所法定代表人或负责人须在报告书上签字，加盖公章，并对报告的真实性、完整性和整改情况作出承诺。

（二）省局核查（2017 年 7 月下旬—9 月下旬）

地市级食品药品监管部门将行政区域内药店和诊所的自查整改情况向省局报告。各省局对未按期提交整改报告或拒不报告的药店、诊所信息汇总后向社会公开，列为重点核查对象。各省局要周密制定核查计划，确保核查覆盖面和针对性，发现自查不认真、整改不到位的，依法严厉查处。

（三）总局检查（2017 年 9 月下旬—11 月中旬）

总局对各省局开展集中整治情况进行检查，督促各省局对检查发现的问题严肃处理、彻底整改。总局适时对药店、诊所开展飞行检查。

（四）总结报告（2017 年 11 月下旬）

各省局全面归纳总结集中整治工作情况，于 2017 年 11 月 20 日前将整治工作总结报总局药化监管司。重大案件查处情况及时报告。

四、处理措施

药店、诊所完成自查后，各级食品药品监管部门检查发现仍继续从事违法经营活动的，对涉事药店撤销《药品经营质量管理规范认证证书》，依法从严查处，直至吊销《药品经营许可证》；对涉事诊所依法严肃查处并通报同级卫生计生部门；涉嫌犯罪的，移送公安机关；对药店、诊所法定代表人和负责人依法纳入"黑名单"管理，存在严重违法失信行为的，按照有关规定实施联合惩戒。

五、有关要求

（一）加强组织领导。各省局要制定符合行政区域实际的整治工作实施方案。对整治工作已经作出安排的，可结合本通知要求继续执行；整治内容少于通知要求的，按通知要求执行。各省局要及时汇总、认真分析行政区域药店和诊所自查整改的情况，统一组织精干力量，有针对性、有重点地实施监督检查。

（二）加强沟通协调。各省局要加强与卫生计生部门的沟通与配合，结合卫生计生部门牵头开展的查处违规应用人类辅助生殖技术专项行动、打击非法医疗美容专项行动等工作，确定重点检查品种，规范药店和诊所药品销售、使用行为。

（三）加强宣传监督。各级食品药品监管部门应加强对药品销售使用环节违法行为危害的宣传，引导公众正确选择、合理消费。鼓励公众对药店、诊所违法行为进行举报，一经查实，按规定给予奖励。

食品药品监管总局办公厅

2017 年 6 月 26 日

总局关于药品经营企业中执业药师
"挂证"行为检查情况的通告

（2017 年第 190 号）

为强化药品经营企业监督管理，规范药品经营企业配备使用执业药师的行为，2017 年，食品药品监管部门在对药品经营企业的监督检查中加强了对执业药师"挂证"行为的检查工作。根据 2017 年以来部分省（区、市）食品药品监管部门的监督检查结果，国家食品药品监督管理总局对执业药师"挂证"行为检查情况进行汇总，现通告如下：

一、吉林、江苏、安徽、江西、河南、广东、海南、四川、西藏、甘肃、宁夏、新疆等省（自治区）食品药品监管部门检查发现"挂证"行为的执业药师 65 人（见附件）。其余省份的情况，后续汇总予以通告。

二、相关食品药品监管部门已将上述"挂证"人员相关信息录入全国执业药师注册管理信息系统"奖惩记录"栏，由所在省执业药师注册机构依照相关规定收缴其注册证，并注销注册、对外公示。

三、国家食品药品监督管理总局要求各级食品药品监管部门继续加大对药品经营企业执业药师配备使用情况的监督检查。对于查实的"挂证"执业药师和存在"挂证"行为的药品经营企业，依法处理并及时向社会公开。

特此通告。

附件：检查发现"挂证"执业药师统计（略）

食品药品监管总局

2017 年 11 月 22 日

中国药师协会关于印发《药师药学服务
胜任力评价标准（试行）》的通告

国药协发〔2017〕5 号

为了充分发挥中国药师协会的行业组织作用，加强药师队伍建设，提升药师药学服务能力及水平，促进健康中国建设，本会开展了"药师药学服务胜任力评价标准课题研究"。在理论研究基础上，结合我国发展现状，组织全国部分医疗机构、零售药店、药学教育、药事管理、医疗保险及药师协会等领域的专家制定了《药师药学服务胜任力评价标准（试行）》，并经中国药师协会第三届常务理事会扩大会议讨论通过，现予以通告。

该评价标准对零售药店和医疗机构药师的药学服务行为与能力进行了规范，设定了相应的量化指标，对推动药师药学服务能力评价的科学化、标准化、规范化、体现药师价值，促进行业自律与和谐有序发展具有重要作用。

请各省市区药师行业协会、相关学协会及有关部门和单位加强宣传、贯彻和落实，各单位在执行过程中遇到任何问题，请及时向本会反映。

联系地址：北京车公庄大街 9 号 B1-1001

联系电话：（010）88312196

传　　真：（010）88312155

电子邮箱：zgysxhmsc@126.com

附件：1.《药师药学服务胜任力评价标准（试行）》

2.《药师药学服务胜任力评价标准（试行）》制定专家组名单（略）

3.《药师药学服务胜任力评价标准（试行）》制定说明（略）

中国药师协会

2017 年 6 月 20 日

附件 1

药师药学服务胜任力评价标准（试行）

一、定义

药学服务是药师应用药学专业知识向公众提供直接的、负责任的、与药物使用有关的服务，以期提高药物治疗的安全性、有效性与经济性，改善与提高公众生活质量。

胜任力是指完成一项工作应具备的知识、技能、态度、特质及动机等的总和。

二、适用对象

零售药店和医疗机构的药师。

三、评价标准的运用

科学引导药学教育的课程设置、药师资格准入标准的制定和继续教育方案的设计，可作为用人单位对药师的选拔和绩效管理的工具，以及药师自主提高药学服务能力的参照指征。

四、评价指标、权重及释义

一级指标 / 权重	二级指标 / 权重	释义
一、个人素养（10%）	1. 诚实守信（1.80%）	忠诚正直，信守承诺，遵纪守法，遵守制度规定和社会道德规范
	2. 认真负责（1.50%）	以自觉的态度树立对国家和社会、家庭和集体、他人和自己所担负责任的认识、情感和信念，并付诸行动
	3. 爱岗敬业（2.90%）	热爱自己的职业，有良好的职业道德和强烈的职业使命感，忠于职守，乐于奉献。工作兢兢业业、任劳任怨。根据岗位职责和工作要求，在主体意识的积极支配下开展工作
	4. 服务意识（1.30%）	具有为公众提供热情、周到、主动服务的意愿，自觉做好服务工作的一种观念和愿望。
	5. 严谨有序（2.50%）	对待学习和工作能做到严肃、认真、细致、周全；重视规则和秩序；对工作中的各项事物按照紧迫性、重要性区分优先等级，有计划、有步骤地安排工作进程，确保工作有条不紊地进行

一级指标 / 权重	二级指标 / 权重	释义
二、基本知识 （12%）	6. 心理学知识 （2.64%）	掌握基础的心理学知识，关注服务对象的心理变化，有针对性地进行心理沟通、疏导和服务
	7. 药学计算知识 （3.24%）	掌握药物使用所需的给药剂量、浓度、单位转换、疗程等的计算，尤其针对特殊人群（儿童、老年人、孕妇及哺乳期妇女、肝肾功能不全患者等）
	8. 计算机知识 （2.04%）	熟练运用计算机和办公软件处理、分析及解决问题
	9. 外语知识 （2.04%）	了解国内外医药的新动态、新技术以及新知识，并运用其进行交流与服务
	10. 统计学知识 （2.04%）	了解统计学的基本理论和方法，并运用其进行数据处理以及统计分析
三、基本技能 （14%）	11. 临床思维能力 （1.96%）	运用理论和实践所获得的知识融会贯通于药学实践中，对具体临床现象进行思路清晰、逻辑性强的分析和思考，并做出符合实际的判断的能力
	12. 解决问题能力 （2.80%）	运用已掌握的知识、经验、技能，借助于各种思维活动和行动来处理和解决问题
	13. 团队合作能力 （2.52%）	在团队中，能主动征求他人意见，与他人共享信息，互相尊重，互相鼓励，为了团队共同的目标与大家通力合作完成任务的能力
	14. 采集与分析信息能力（2.24%）	通过传媒、会议和人际交流等多种途径，快速获得大量信息，并经过归纳整理，综合分析，转化为系统的、具有较强操作性和指导性的意见及建议
	15. 沟通协调能力 （2.38%）	善于交流，妥善处理各种人际关系，促进相互理解，具有获得他人支持与配合的能力
	16. 学习发展能力 （2.10%）	不断学习，增加学识、提高技能，通过汲取自己或他人经验教训、科研成果等方式，获得有利于未来发展的能力
四、专业知识 （22%）	17. 相关法律法规知识（5.50%）	熟悉《药品管理法》等相关法律法规及药事管理等相关规定
	18. 临床医学知识 （4.84%）	掌握基本医学相关知识并运用于药学服务实践中
	19. 药物治疗学知识 （5.72%）	掌握临床药物治疗学知识，参与和配合临床药物治疗
	20. 药学专业知识 （5.94%）	掌握现代药物和传统药物的药理学、药剂学、药物分析、药物化学等专业知识

续 表

一级指标/权重	二级指标/权重	释义
五、专业技能（22%）	21. 处方调剂能力（5.06%）	认真审核处方，准确调配药品，正确书写药袋或粘贴标签；向患者交付药品时，应当进行用药交待与指导；开展处方点评工作
	22. 药学咨询能力（6.60%）	解答公众关于药品的名称、主要成分、适应证／功能主治、剂型、规格、用法用量、不良反应、禁忌、注意事项、特殊患者用药、相互作用、临床试验、药理毒理、药物代谢动力学、贮藏、包装、有效期、生产企业、特殊药品管理方法及药品价格等问题；开展用药指导与知识宣教
	23. 药物治疗管理能力（4.18%）	在药物使用过程中，通过对用药方案、用药过程、用药指导、药学监护计划、药物疗效及安全性、不良反应、治疗药物监测（TDM）、各种实验室检查数据、药物治疗的干预性意见以及患者健康教育的适时跟进、分析、协调沟通和统筹规划，尽可能使患者获得最佳治疗效果的能力
	24. 药物治疗评价能力（6.16%）	对药物的有效性、安全性以及经济性进行评价，制定适当的治疗方案，促进临床合理用药的能力
六、内驱力（20%）	25. 影响力（6.60%）	能够通过专业能力、人际关系、个人魅力等影响他人，使其接受自己的观点或使其产生预想行为的能力
	26. 成就感（6.40%）	有强烈的追求工作成功的愿望，挑战自我，关注自身职业生涯的发展，追求事业的成功和卓越
	27. 同理心（7.00%）	能够站在对方立场设身处地思考问题，能够认真倾听、换位思考、表达尊重、情绪自控，理解他人的立场和感受

天津市市场和质量监督管理委员会关于印发 2017 年药品零售企业量化分级管理及 放心药店工程建设实施方案的通知

津市场监管药通〔2017〕23 号

各区局：

现将市市场监管委《2017 年药品零售企业量化分级管理及放心药店工程建设实施方案》印发给你们，请按照实施方案认真落实。

2017 年 3 月 29 日

（此件主动公开）

2017 年药品零售企业量化分级管理及放心药店工程建设实施方案

根据市市场监管委 2017 年工作要点、药品流通监管要求及工作安排，为规范药品零售企业经营行为、提升管理水平、夯实认证基础，进一步提升我市零售企业整体形象，制定本实施方案。

一、工作目标

通过开展药品零售企业量化等级评定活动，推动我市药品经营企业诚信体系建设，建立 A 级（放心药店）激励机制，发挥引领作用，激发企业自律意识，全面提升企业严格守法、诚实守信、科学管理、服务周到的经营行为和管理水平，从而带动整个行业健康发展。

二、评定条件及依据

评定条件：本市通过 GSP 认证并正常营业的药品零售企业（含零售连锁门店），均列入 2017 年天津市药品零售企业量化等级评定对象。

评定依据：（一）天津市药品零售企业量化分级管理（放心药店）等级评定标准（附件 1）。

（二）2017 年 A（级）放心药店除达到附件 1 评定标准外，还应符合以下要求：

1. 年初以来未因药品、医疗器械、保健食品、化妆品违法行为被立案查处（适用八十一条的除外）；

2. 店堂使用面积应符合《天津市药品零售企业＜药品经营许可证＞管理实施细则》的规定；

3. 其法定代表人或企业负责人应具备执业药师资格。

三、具体措施

（一）精心组织，科学安排。为保证放心药店建设活动达到预期工作目标，各区局要按照工作计划和评定标准精心组织，科学安排，做到学习宣传到位、检查评定到位、预期效果到位。

（二）坚持标准，严格程序。在检查评定过程中，要按照"优中选优"的原则，严格把关，结合各类检查情况，注重综合评定结果，把管理真正好、服务真正好的药店评选出来，树立药品流通行业形象。

（三）密切配合，狠抓落实。主办科室要切实负起责任，在主管局长的领导下，把工作想细、做细，把任务和责任落实到人。同时，加强与有关科室的协调配合，通力协作，确保检查评定工作有效落实。

四、评定时间

检查评定活动自 2017 年 3 月起至 2017 年 12 月底结束，分为以下几个阶段：

（一）方案制定与部署推动阶段（3 月份）。药化流通处制定 2017 年药品零售企业量化分级管理及放心药店工程建设实施方案，并组织推动部署。

各区局结合辖区实际制定具体的工作计划，组织动员部署，确保活动内容覆盖率达到 100%，工作计划于 4 月 15 日前报送委药化流通处。

（二）检查评定阶段（4~9 月）。各区局根据工作计划开展辖区零售企业检查评定工作，现场检查填写现场检查确认表，现场检查与日常监督及案件查办相结合，经综合评审确定企业等级，对评定出等级的零售企业各区局在指定媒体进行公示，接受社会监督。

（三）汇总复核阶段（10~11 月）。各区局于 10 月底前将评定结果和初评的 A 级（放心药店）名单报委药化流通处，药化流通处对全市评定情况进行汇总，并组织对初评的 A 级（放心药店）进行复核检查。

（四）公示阶段（12月）。A级（放心药店）名单在市市场监管委网站进行公示，公示无异议印发评定结果通知。

五、工作要求

（一）加强组织领导。放心药店评定工作列入今年绩效考核业务工作实绩指标，各区局要充分重视，把零售企业量化分级管理及放心药店建设工程作为重点工作来抓，层层压实工作责任，按时间要求完成各阶段任务。

（二）加强通报交流。区局内部科室之间要及时交流检查及行政处罚情况；各区局之间要加强连锁企业行政处罚信息的通报，以保证评定结果的客观公正。

（三）加强舆论宣传。要重视新闻媒体的舆论监督作用，对管理规范、服务优秀、质量可靠、群众满意的药店进行积极宣传，大张旗鼓地宣传报道药品经营和质量安全监管中的好典型，对违法违规经营企业要加大曝光力度，为促进药品零售企业健康发展营造良好氛围。

（四）做好信息报送。各区局要确定专人负责放心药店创建信息报送工作，于每月5日前将上一月零售企业量化等级评定工作进展情况（附件3）、12月20日前将辖区药品零售企业量化等级评定工作总结报至药化流通处邮箱（tfda_sc@sina.com），评定工作中遇到重要问题及时上报。

（五）强化动态监管。对C级药店实施严格监管，D级及无等级的药店实施重点监管，增加检查频次，并作为药品抽验和专项检查的重点对象。对企业违法违规行为，应依法处理并按要求调整企业等级，及时更换等级标示牌，按调整后的等级实施差异管理，将动态监管落到实地。

附件（略）：1. 天津市药品零售企业量化分级管理（放心药店）等级评定标准

2. 药品零售企业量化等级综合评定表

3. 零售企业量化等级评定每月工作进展情况报表

关于加强药品经营企业执业药师监督管理的通知

苏食药监药通〔2017〕258号

各设区市食品药品监管局，昆山、泰兴、沭阳县（市）食品药品监管局：

近年来，药品经营企业尤其是药品零售企业中执业药师"挂证"等问题较为突出。为加强药品经营企业监管，规范执业药师配备使用行为，根据药品监管法律法规和国务院、国家食品药品监管总局有关规定，现就加强药品经营企业执业药师管理提出如下要求，请认真遵照执行。

一、各地食品药品监管部门要认真贯彻落实《国家药品安全十三五规划》关于执业药师发展的目标要求，统筹谋划，扎实推进，确保2020年底前辖区内所有零售药店（包括药品零售连锁门店和单体药店）主要管理者具备执业药师资格、营业时有执业药师指导合理用药。

二、在药品经营企业开办审批和执业药师注册管理过程中，应对注册在企业的执业药师严格审核把关；在药品经营企业监督检查过程中，应加强执业药师在职在岗情况核查。发现以执业药师"挂证"手段骗取药品经营许可证的（包括新领药品经营许可证和药品经营许可证到期换发），应按《药品管理法》规定依法吊销其药品经营许可证；对取得药品经营许可证后，聘用执业药师进行"挂证"的，应按严重违反药品GSP规定进行处理；同时，要将执业药师"挂证"情况向其真实所在单位（医疗机构、药品生产企业等）进行通报反馈。

三、对违规"挂证"、受开除行政处分、受刑事处罚、被吊销执业药师资格证书的执业药师，由设区市局按规定收缴其注册证、注销注册、挂网公开，并将《执业药师注销注册登记表》报送省食品药品监督培训中心，由省食品药品监督培训中心统一将执业药师惩处信息录入全国执业药师注册管理信息系统。

江苏省食品药品监管局

2017年12月26日

关于印发江苏省开办药品零售企业（单体药店）验收实施标准的通知

苏食药监规〔2017〕3号

各设区市食品药品监管局，昆山、泰兴、沭阳县（市）食品药品监管局：

现将《江苏省开办药品零售企业（单体药店）验收实施标准》印发给你们，请认真遵照执行。各地实施过程中遇到问题，请及时报告反馈省局药品流通监管处。

江苏省食品药品监管局

2017 年 12 月 29 日

江苏省开办药品零售企业（单体药店）验收实施标准

第一条 为加强药品零售企业（单体药店）准入管理，根据《中华人民共和国药品管理法》《中华人民共和国行政许可法》《药品经营许可证管理办法》《药品经营质量管理规范》《药品经营质量管理规范现场检查指导原则》等法律、法规、规章及国家和省有关规定，结合本省实际，制定本标准。

第二条 本省药品零售企业（单体药店）开办验收适用本标准。以下所称药品零售企业均指单体药店。

第三条 药品零售企业是指将购进药品直接销售给消费者的药品经营企业，组织形式为企业性质。

第四条 药品零售企业应设立质量管理机构或配备质量管理人员。

第五条 药品零售企业及其法定代表人、企业负责人、质量负责人无《中华人民共和国药品管理法》第七十五条、八十二条规定的情形。

第六条 药品零售企业法定代表人（企业负责人）是药品质量的主要责任人，负责企业日常管理，负责提供必要的条件，保证质量管理机构、质量管理人员有效履行职责。

第七条 药品零售企业从业人员应当符合以下要求：

（一）法定代表人或企业负责人应具备执业药师资格；

（二）应至少配备 1 名执业药师，且注册在该企业；

（三）质量负责人应具有药学或者医学、生物、化学等相关专业学历或者具有药学专业技术职称，并有一年以上（含一年）药品经营质量管理工作经验。

（四）质量管理、验收、采购人员应具有药学或者医学、生物、化学等相关专业学历或者具有药学专业技术职称。

（五）从事中药饮片质量管理、验收、采购人员应具有中药学中专以上学历或者具有中药学初级以上专业技术职称；

（六）中药饮片调剂人员应具有中药学中专以上学历或者中药师以上职称或者具备中药调剂员资格；

（七）营业员应具有高中以上文化程度。

第八条 药品零售企业营业场所应当符合以下要求：

（一）设在城区（含县城）的药品零售企业，其营业场所使用面积不少于 80 平方米；

（二）设在乡镇的药品零售企业，其经营场所使用面积不少于 60 平方米；

（三）营业场所应宽敞、明亮、整洁、卫生；周围环境应卫生、整洁、无污染；营业、办公、生活等区域应严格分开或分隔。

（四）营业场所应为独立区域；面积计算应为同一平面或连续面积，且不包括仓库。

第九条 药品零售企业仓库应当符合以下要求：

（一）能满足药品及时补、供的药品零售企业可不设仓库，但药品应全部上架陈列。

（二）药品零售企业设置仓库的，仓库应与营业场所在同一地址，使用面积不少于 20 平方米，并符合《药品经营质量管理规范》要求。

（三）储存中药饮片的，应具备中药饮片储存保管条件。

第十条 药品零售企业设施设备应当符合以下要求：

（一）营业场所

1. 应配备与经营规模相适应的货架和柜台；

2. 经营阴凉保管药品的，应设置与经营规模相适应的阴凉区（柜）等设施设备；经营冷藏药品的，应配备专用冷藏设备；

3. 经营中药饮片的，应配备存放饮片、处方调配的设备；

4. 经营毒性中药品种和罂粟壳等特殊管理的药品的，应配备符合国家规定的专用存放设备；

5. 应配备监测、调控温湿度的设备；

6. 药品拆零销售所需的调配工具、包装用品；

7. 应配备指纹或其他形式考勤设备。

8. 应配备符合经营和质量管理要求的计算机和业务管理软件。计算机系统应符合《药品经营质量管理规范》规定要求和食品药品监管部门信息化监管要求。

（二）仓库

1. 药品与地面之间有效的隔离设备；

2. 避光、通风、防潮、防虫、防鼠等设备；

3. 符合储存作业要求的照明设备；

4. 应配备监测、调控温湿度的设备；

5. 应当有验收专用场所；

6. 应当有不合格药品专用存放场所；

7. 经营冷藏药品的，应当有与经营品种及经营规模相适应的专用设备；

8. 经营特殊管理的药品应当有符合国家规定的储存设施。

第十一条　提供中药饮片代煎服务的应符合相关规定。

第十二条　药品零售企业应当建立包括质量管理制度、岗位职责、操作规程、档案、记录和凭证等在内的质量管理文件。

第十三条　药品零售企业制定的药品质量管理制度应当包括以下内容：

（一）药品采购、收货、验收、储存、养护、陈列、销售等环节的管理，设置库房的还应当包括储存、养护的管理；

（二）供货单位、采购品种、供货单位销售人员等审核的规定；

（三）处方药销售的管理；

（四）药品拆零的管理；

（五）特殊管理的药品和国家有专门管理要求的药品的管理；

（六）记录和凭证的管理；

（七）收集和查询质量信息的管理；

（八）质量事故、质量投诉的管理；

（九）中药饮片处方审核、调配、核对的管理；

（十）药品有效期的管理；

（十一）不合格药品、药品销毁的管理；

（十二）环节卫生、人员健康的规定；

（十三）提供用药咨询、指导合理用药等药学服务的管理；退货的管理；

（十四）人员培训及考核的规定；

（十五）药品不良反应报告的规定；

（十六）计算机系统的管理；

（十七）药品追溯的规定；

（十八）设施设备保管、维护、验证、校准的管理；

（十九）其他应当规定的内容。

第十四条 药品零售企业应当制定以下岗位的岗位职责：

（一）企业负责人；

（二）质量管理；

（三）采购；

（四）验收；

（五）营业员；

（六）处方审核、调配；

（七）设置库房的还应包括储存、养护等岗位；

（八）其他必要岗位。

第十五条 药品零售企业应当制定以下操作规程：

（一）药品采购、验收、销售；

（二）处方审核、调配、核对；

（三）中药饮片的处方审核、调配、核对；

（四）药品拆零销售；

（五）特殊管理的药品和国家有专门管理要求的药品的管理；

（六）营业场所药品陈列及检查；

（七）营业场所冷藏药品的存放；

（八）计算机系统的操作与管理；

（九）设置库房的还应当制定储存和养护操作规程。

第十六条　药品零售企业应当建立以下药品质量管理记录表样：

（一）药品采购记录；

（二）药品验收记录；

（三）药品销售记录；

（四）药品（包括陈列药品）质量养护、检查记录；

（五）温湿度记录；

（六）不合格药品处理记录；

（七）药品质量查询、投诉、退货、抽查情况记录；

（八）计量器具检定记录；

（九）质量事故报告记录；

（十）药品不良反应报告记录；

（十一）进口药品、特殊管理药品验收记录；

（十二）冷藏药品的收货记录；

（十三）首营企业、首营药品审批记录；

（十四）中药饮片装斗、清斗记录；

（十五）药品召回记录；

（十六）顾客意见表。

第十七条　药品零售企业应当建立以下档案：

（一）药品质量档案（至少包括供货企业、供货企业销售人员、经营品种资质档案）；

（二）员工健康检查档案；

（三）员工培训档案；

（四）设施设备档案（含检查、维修、保养档案）。

第十八条　本标准由江苏省食品药品监督管理局负责解释。

第十九条　本标准自 2018 年 3 月 1 日起正式实施，原《江苏省开办药品零售企业验收实施标准》（苏食药监市〔2007〕164 号）即行废止。

关于整治执业药师虚挂兼职违规行为的通告

2017 年 第 1 号

为深入推进药品流通领域违法违规行为整治，进一步规范药品市场秩序，现就严厉打击执业药师虚挂、兼职违规行为有关事项公告如下：

一、各药品经营企业自 3 月 20 日起至 5 月 1 日进行自查，对存在执业药师虚挂、兼职现象以及履职不到位的，应立即进行整改，并将自查整改报告于 5 月 1 日前报所在地市、县市场监督管理部门。

二、5 月 1 日以后，凡查实药品经营企业存在执业药师虚挂兼职的，按照以下方式处理：

1. 将违规企业列入年度重点检查对象，进行跟踪检查或飞行检查。

2. 违规企业一律按照违反国家食品药品监督管理总局《药品经营质量管理规范》（修订稿）第一百二十四、一百二十五条和《药品经营质量管理规范现场检查指导原则》（修订稿）**00402 项论处，按照自治区食品药品监督管理局《关于规范药品经营质量管理规范认证证书收回行为的通知》有关规定和程序，收回药品批发企业《药品经营质量管理规范认证证书》，并给予警告、责令限期改正的行政处罚；收回药品零售企业《药品经营质量管理规范认证证书》，并给予警告、责令限期改正的行政处罚，发现执业药师不在岗销售处方药的，依据《药品流通监督管理办法》第三十八条规定，给予行政罚款 1000 元的行政处罚。

3. 违规企业在监督检查中，再次发现执业药师虚挂、兼职以及履职不到位现象的，将依据《药品管理法》（修订）第七十八条规定，责令停产、停业整顿，并处五千元以上二万元以下的罚款；情节严重的，吊销《药品经营许可证》。

4. 违规企业和虚挂兼职执业药师，一经查实，其名单将在自治区级网站等媒体予以公告曝光。

5. 虚挂兼职的执业药师，依据《行政许可法》第七十八条之规定，一年内不再受理其注册申请。将其虚挂兼职情况通报其现工作单位，现工作单位有上级主管部门的，同时通报其单位上级主管部门。零售药店中虚挂兼职执业药师情况，应同时通报当地人社部门，建议撤销其医保定点资格。

三、各级市场监管部门要严格落实属地监管责任，加强辖区药品经营企业日常监管，认真核查执业药师在职在岗情况，严厉查处药品经营企业执业药师虚挂兼职违规行为。自治区食品药品监督管理局将通过国家食品药品监督管理总局执业药师注册管理网络信息系统核查，开展飞行检查等方式，加大对各地工作开展情况的督查检查，对发现问题查处不力，执业药师虚挂兼职现象较多的地区，将予以通报批评。

四、积极发挥社会监督作用，鼓励公众通过来电来函或发电子邮件等多种方式对执业药师虚挂、兼职等违法违规行为进行举报。举报电话12331，0951--6024213 电子邮箱：ypsc@nxfda.gov.cn

特此公告。

宁夏回族自治区食品药品监督管理局

2017 年 3 月 15 日

（公开属性：主动公开）

关于集中整治执业药师虚挂兼职违规行为的通知

宁食药监〔2017〕63号

各市县市场监督管理局：

为深入推进药品流通领域违法违规行为整治，严厉打击执业药师在药品流通领域虚挂、兼职现象，规范执业药师从业行为，现就有关事项通知如下：

一、各市县市场监管局要按照自治区食品药品监督管理局《关于整治执业药师虚挂兼职违规行为的通告》（2017第1号）要求，在企业自查整改基础上，采取核查劳动合同、工资发放、日常管理情况，以及电函核实或要求其提供原单位或原单位主管部门出具的不在职证明（须加盖单位原印章，涉及乡镇卫生院的须为当地卫生行政部门出具）等方式方法，集中对辖区内药品经营企业涉嫌执业药师虚挂问题进行调查核实，一经查实，按照《通告》要求，依法依规从严处理。同时要利用各种媒体、通过多种渠道宣传《通告》内容，加大对查处执业药师虚挂兼职违规行为典型案例的曝光力度，形成从严整治的高压态势。各局于7月30日前将落实《通告》要求情况，以书面形式（同时报送企业"挂证"情况查处表）报告自治区局，由自治区局统一对有关事项进行公开曝光。

二、各地要认真落实《宁夏回族自治区鼓励发展药品连锁经营的实施意见》（宁食药监〔2014〕3号）和《关于进一步加强执业药师（从业药师）监督管理工作的通知》（宁食药监〔2015〕231号）文件的有关要求，药品批发企业（含直属门店）、药品零售连锁企业严格执行配送总部具有两名执业药师的基础上，下属每5家零售门店应另配备1名执业药师开展执业药师巡回驻店，以及新开办药品零售企业必须配备执业药师的规定，切实加强药品经营企业执业药师配备和履职行为的监督管理，规范执业药师从业行为。

三、各市县局在开展整治和规范的同时，要把整治工作与企业年度信用评定工作结合起来，将执业药师虚挂兼职作为违反药品GSP行为，列入药品经营企业信用评定并抄送人力社保、卫生计生等部门，加大对违规企业的信用度联合惩治力度。今后行政审批和监督检查中，要加强对执业药师的核查，凡是怀疑存在虚挂兼职现象的，要通过多种方式方法进行调查核实，存在虚挂兼职的，必须严格按照《通告》要求处理。对审批把关不严或监督检查不力，造成虚挂兼职的，将予以通报批评。

联系人：王涛

联系电话：0951-6024213　17709510211

附件（略）：1. 查处企业存在"挂证"情况统计表

2. 涉嫌虚挂执业药师人员一览表（见 excel 表格）

宁夏回族自治区食品药品监督管理局

2017 年 4 月 11 日